歯科医院経営
実践マニュアル

Q&A 職場のトラブル こんな時どうする

㈱フォーブレーン代表取締役
社会保険労務士
稲好　智子　著

クインテッセンス出版株式会社　2007

Tokyo, Berlin,Chicago, London, Paris, Barcelona, Istanbul, Milano, São Paulo, Moscow, Prague, Warsaw, New Delhi, Beijing and Bukarest

まえがき

この本は、経営者である院長先生や、人事を担当しているスタッフのみなさんから、これまでに受けた相談内容をもとに、歯科医院における労務管理のツボをQ&A形式でわかりやすくお伝えするものです。

スタッフの採用をめぐる問題からはじまって、サービス残業、過労死、産休・育休、セクシュアルハラスメント、職場内でのいじめなど、スタッフの労務管理に関する事項について、スタッフと雇い主の間における紛争は、業種業態・規模の大小を問わず、年々増加し、社会問題ともなってきています。

また、雇われる側も仕事に対する価値観が多様化し、労務管理も複雑化してきています。個々のスタッフの権利意識も高まっていることもあり、いつ、どこでトラブルが発生してもおかしくない状況といえます。

労務管理に問題がある職場では、スタッフ一人ひとりの仕事に対する意欲も低下しがちになり、経営にも悪影響を及ぼしかねません。それは、スタッフのみならず、経営者である院長先生にとっても、不幸なことといえるのではないでしょうか。

労務管理をめぐる問題は、人と人との問題ですので、スタッフ一人ひとりを固有の人格を有する人として、個別に配慮することが求められます。それには、法律さえわかっていればいいということではありませんが、それでもスタッフを雇用して歯科医院を経営する院長としては、労務管理をめぐるトラブルを未然に防止するため、また早期に解決するためにも、労働基準法をはじめとする労務管理に関する法的知識は不可欠です。

労働基準法は、労働者を守るための法律であるとはされています。しかし、スタッフを雇い入れる側である院長先生も、労働基準法をうまく使うことで、健全な職場をつくることができます。健全な職場をつくることは、歯科医院の利益をあげることにもつながるはずです。

「労働基準法なんて守っていたら、歯科医院のような小規模では経営が成り立たなくなる」などといっていたのでは埒があきません、労働基準法がどういった法律なのかを理解したうえで、いかに自分の歯科医院で働くスタッフに生かしていくかを、考えてみることも必要ではないでしょうか。

「もっと法律を知っていれば、こんなことにはならなかったのに……」ということのないように、スタッフの労務管理をする上で、「こんな時にはどうすればいいか？」と首をかしげる事案にぶつかったとき、あるいは少しでも疑問に思うことがあったときには、ぜひこの本を開いて参考にしてください。

この本は、日常の労務管理実務についてQ＆A形式でまとめています。スタッフの労務管理に当たる院長として、知っておくべき「基本的な法的知識」を身につけていくことにより、日常の労務管理を見直すことができるようになってほしいと考えています。

いまや、バブル期以来の〝人材難時代〟といわれています。スタッフの労務管理をおろそかにしている職場は、スタッフも集まりません。スタッフが安心して、また愛着をもって仕事に取り組むことができ、スタッフから選ばれる〝歯科医院づくり〟のお役に立てれば幸いです。

２００６年12月10日

稲好　智子

第1章 採用・内定・試用期間・労働契約に関するルール／13

第5章　社会保険制度・健康診断に関するルール／131

第6章　スタッフの生活態度やセクハラ問題に関するルール／155

イラスト：伊藤　典

第1章

採用・内定・試用期間・労働契約に関するルール

◆スタッフに関するトラブルは採用前から生じている

〔採用から退職まで労務管理のトラブルに要注意！〕

終身雇用制度の崩壊、定期昇給制度の廃止、成果主義の導入など、この10年間で雇用環境は劇的な変化をしています。歯科医院においても例外ではないでしょう。このような雇用環境の変化に伴い、スタッフとして求める人材像も従来とは変わってきているのではないでしょうか。いや、変わらなければならないといったほうがいいでしょう。

これまでは、どの企業でもやみくもに仕事に取り組むバイタリティ型の人材か、もしくは成績優秀な優等生型の人材を、好んで採用する傾向にありました。いまはバイタリティや成績だけでなく、人当たりの良さ、ものの見方や価値観、変化への対応力、仕事に取り組む姿勢や情熱などを見て、採用する傾向に変わってきています。

このような人材像は、ペーパーテストや学歴などだけでは判断できません。いまやどの業界においても、スタッフの採用選考は面接が主流となってきました。面接をするにあたっては、世間一般や、他の歯科医院における一般的な水準とも比較し、応募者に提示できる勤務条件をあらかじめ確定しておくことが必要です。その上で、この医院で勤務するメリットはこんな点がある、こんなところはデメリットかもしれないということについて、他の歯科医院などの状況とも比較して確認しておくことも必要でしょう。

そして、面接の場では、自院のメリットばかりでなく、デメリットについてもそのまま伝えておくことが望まれます。

採用後間もなく離職するのは「こんなはずじゃなかった」という理由によるものが圧倒的多数を占めています。採用後間もないスタッフからの「こんなに忙しいとは思わなかった」「こんなに休日が少ないとは思わなかった」という声を聞いたことがあるのではないでしょうか。面接は、求人側である医院が応募者を観察する場のみでなく、応募者側も同時にあなたの医院を観察する場でもあるのです。

応募者に対し、自院のアピールポイントばかりを伝え、悪いことはあまりオープンにしないという姿勢は、求人戦術としては問題があります。医院での仕事や生活について、できるだけ真の姿として、「よいところ」も「厳しいところ」もきちんと伝え、本人の自己選択にもとづいて医院を選んでもらいましょう。

そうすれば、応募者が医院に抱く期待が現実的なものになり、過大な期待を抱かないため「こんなはずじゃなかった」という採用後の幻滅を防ぐことができ、また、「こんなこと聞いていなかった」ということから生ずるトラブルも回避し、離職率も低く抑えることができるでしょう。

Q1 新たに歯科医師を募集するにあたって「男性限定」とすることは可能か？

Q

新たに歯科医師の募集を検討していますが、現在女性スタッフのほうが多いので、できれば男性を採用したいところです。「男性限定」もしくは「男性歓迎」として募集することには何か問題がありますか？

A

「男性限定」としての募集や採用は、原則として認められていません。「男性歓迎」と表現することも同様です。

男女雇用機会均等法により、「男性限定」または「女性限定」としての募集や採用は、原則として禁止されています。男女による差別なく募集をかけ、採用の機会を与えることが必要です。募集の際に「男性向き」「男性歓迎」と表示することも同様に、同法に触れることになります。

募集や採用のみではなく、説明会の実施、求職者に対する事業案内などの資料配布、応募資格の設定、採用基準の設定、採用試験の実施などについても、男女均等に機会を与えなければなりません。

これらの事項については、女性を男性より不利に取り扱う場合はもちろん、逆に、女性を男性よりも有利に取り扱う場合も、原則として違法となります。
ただし、守衛や警備員など、防犯上の要請から男性に従事させることが必要である職業については、男性のみを募集し、または採用することが、例外的に認められています（歯科医院にあっては、これらの対象となる業務はなさそうですが……）。

〔性別による差別が禁止されているもの〕

①募集・採用
②配置・昇進・降格・教育訓練
③福利厚生
④職種または雇用形態の変更
⑤定年・退職・解雇・退職勧奨・雇止め

Q2 スタッフを採用する際の面接時に聞いてはいけないことは?

Q

新規にスタッフを採用するため、応募者に対して面接をすることになりました。面接時に質問してはいけないようなことがあるのでしょうか？　たとえば、女性の応募者に対して、結婚後も仕事を継続するかを聞くことは問題があるのでしょうか？

A

採用面接では、応募者の基本的人権を尊重しなければなりません。差別につながるような質問や、女性にだけ一定の事項を質問するような行為は許されません。

どの医院においても、可能なかぎり少ない人数で効率的な経営を行うため、採用にあたってはより優れた人材を獲得したい、との思いをもたれていることでしょう。そこで、スタッフの採用にあたっては、応募者の人物像を正確に判断するため、面接を重視する院長も増えているのではないでしょうか。

ただし、この採用面接は、あくまでも応募者の能力や適性の発見、人物像の観察がねらいでなければなりません。本人の能力や適性に関係のない質問をすることは、基本的人権の侵害や差別ととられてしまうこともあり、要注意です。
差別の原因となるおそれのある事項として、面接で聞いてはいけない代表的な事項には、次のようなものがあります。

〔面接で聞いてはいけない代表的な事項〕

①人種・民族・門地・本籍・出身地に関連する質問
②家庭環境（資産状況、持ち家か借家かなど）に関連する質問
③家族の状況（父母の学歴や職業など）に関連する質問
④思想・信条など（宗教、支持政党、購読新聞・雑誌、愛読書、労働組合の加入状況など）に関連する質問
⑤セクハラ（スリーサイズ、恋人の有無など）につながる質問

①～⑤に該当するような個人情報の収集については、職業安定法において禁止されており、収集には応募者本人の同意が必要とされています。
また、男女雇用機会均等法において、採用試験は男女で同じ取り扱いが義務づけられています。この規定にもとづき、採用面接時に、女性にだけ一定の事項を質問するという行為も禁止されています。この禁止されている一定の事項には、前記⑤にも関連しますが、次のようなものがあります。

〔とくに女性に聞いてはいけない代表的な事項〕

①恋人の有無に関する質問
②お茶くみをどう思うかという質問
③既婚か未婚かを問う質問
④子の有無に関する質問
⑤何歳くらいで結婚したいかという質問
⑥子を持つ予定があるかどうかという質問
⑦結婚後も勤め続けるか否かに関する質問
⑧出産後も勤め続けるか否かに関する質問
⑨将来、夫の転勤があっても働き続けるつもりがあるかどうかに関する質問
⑩スリーサイズに関する質問

募集時や面接時に対応を誤るようなことがあると、医院にとっても優秀な人材の採用機会を逃したり、社会的な評価にも影響を及ぼしたりするなど、マイナスの結果をもたらしかねませんので注意してください。

Q3 スタッフを雇い入れる際に明示すべき労働条件の内容は？

Q

スタッフを新たに雇い入れる際には、労働条件を明示しなければならないということですが、どのような方法で、どこまでのことを明示しなければならないのでしょうか？

A

スタッフを雇い入れる際には、賃金・労働時間などの労働条件を明示しなければなりませんが、そのうちの賃金・労働時間・休日などの事項については、書面を交付することにより明示しなければなりません。

スタッフ（労働者）が医院（使用者）の指揮命令のもとで労務を提供し、その対価として医院が賃金を支払うことについて、お互いに約束する契約を「労働契約」といいます。労働契約は、口約束だけでも成立しますが、労働基準法では、労働契約を締結するにあたっては、スタッフに対して賃金・労働時間、その他の労働条件を明示しなければならないと定めています。これは、スタッフが予期しない低条件で労働を強いられることのないように、その使用者である医院に、労働契約の締結に際して労働条件を明示することを義務づけたものです。明示しなければならない労働条件の内容は次のとおりです。

〔書面を交付することにより明示すべき事項〕

〔必ず明示しなければならない事項〕

①労働契約の期間に関する事項
②就業の場所および従事すべき業務に関する事項
③始業・終業の時刻、所定労働時間を超える労働の有無、休憩時間、休日、休暇、スタッフを2組以上に分けて就業させる場合における就業時転換に関する事項
④賃金（退職手当および臨時に支払われる賃金を除く）の決定、計算および支払の方法、賃金の締切り・支払の時期、昇給に関する事項
⑤退職に関する事項（解雇の事由を含む）

このうち①～⑤までの事項は、どの医院においても必ず明示すべき事項であり、次ページの⑥～⑬までの事項は、こうした定めをしている医院にかぎって明示すべき事項です。つまり、⑤に掲げる「解雇の事由」については、どの医院においても必ず定めて明示をしなければなりませんが、次の⑥に掲げる「退職手当」については、退職手当制度のない医院では明示義務はない、ということです。

また、①～⑤までの事項は、スタッフに必ず書面を交付することによって明示しなければなりませんので、単に提示して見せるだけでは不十分です。

〔書面以外の方法での明示も可能な事項〕

〔制度を設ける場合に明示しなければならない事項〕

⑥退職手当の定めが適用されるスタッフの範囲、退職手当の決定、計算および支払の方法、退職手当の支払の時期に関する事項
⑦臨時に支払われる賃金（退職手当を除く）、賞与、これらに準ずる賃金、最低賃金額に関する事項
⑧スタッフに負担させるべき食費、作業用品その他に関する事項
⑨安全および衛生に関する事項
⑩職業訓練に関する事項
⑪災害補償、業務外の傷病扶助に関する事項
⑫表彰および制裁に関する事項
⑬休職に関する事項

⑥～⑬までの事項については、口頭での説明だけでもよいとされてはいますが、後にトラブルになることを防止するためには、①～⑤までの事項とあわせて、書面を交付することによって明示しておいたほうがよいでしょう。

Q4 身元保証書には、どのような意味があるのか？

Q

スタッフの採用にあたって、身元保証人を立てさせているという話をよく耳にします。当医院においても、新規に採用するスタッフから、身元保証書の提出を求めようと考えています。身元保証書には、どのような意味や効力があるのでしょうか？

身元保証書は、スタッフの行為によって医院が損害を受けた場合に、身元保証人がこれを賠償することの約束を証したものです。

A

スタッフの採用にあたって、身元保証人を立てる例は少なくありません。

身元保証書は、身元保証人と使用者である医院との間の契約です。医院は、スタッフの行為により損害を被った場合には、身元保証契約にもとづき、身元保証人に損害賠償請求ができることになります。身元保証人は、スタッフが医院に与えた損害の内容によっては、多額の損害賠償を行わなければならなくなる危険性を有することになります。

そこで「身元保証ニ関スル法律」では、身元保証人に過大な責任が課せられることのないよう、身元保証人の責任の軽減をはかるための制限が、次のように規定されています。

〔身元保証人の責任を軽減するための制限〕

①身元保証契約の有効期間／期間を定める場合には5年間を限度とし、期間を定めない場合には3年間で終了する。

②使用者の通知義務／使用者は、ⓐ労働者に業務上不適切または不誠実な行跡があり、そのために身元保証人に責任が生ずるおそれのあることを知ったとき、ⓑ労働者の任務または任地を変更し、そのために身元保証人の責任が重くなり、または労働者に対する監督が困難になるときは、遅滞なく身元保証人に通知しなければならない。

③身元保証人の責任の範囲／事故が生じた場合における身元保証人の賠償責任の有無および損害額の算定にあたっては、ⓐ使用者の監督の程度、ⓑ身元保証人が保証することになった事由、ⓒ保証にあたっての注意の程度、ⓓ労働者に課せられた仕事の内容、身上の変化、その他一切の事情を総合的に考えて、裁判所が身元保証人の責任範囲を判断する。

もともと、スタッフの人となりや能力・技術を正確に把握していない採用直後の期間は、身元保証を求めるのもやむを得ないといえますが、一定期間がすぎた後は、むしろそのスタッフを監督する医院の責任の問題であり、身元保証人にすべての責任を負わせるべきではないと考えられます。

Q5 業績不振を理由とする採用内定の取消しは可能か？

Q

来年度から歯科医師を1名増員する予定で、来春大学を卒業する予定の学生に採用内定通知を出し、本人からも同意書を提出してもらっていますが、医院の経営環境が芳しくなくなり、歯科医師の増員はしばらく見送りにしたいと考えています。採用内定を取り消すことはできますか？

A

採用内定の段階ですでに労働契約は成立していると考えられ、内定の取消しは、解雇と同様に客観的に合理的な理由がなければ無効となります。不況など、経営環境の変動を理由とする採用内定の取消しについては、現在勤務している他のスタッフをも解雇しなければならないような事情が認められる程度の必要性を要するとされています。

採用内定については、その実態が多様であることもあり、その法的性格についても見解が分かれているところです。採用内定通知書の内容や形式、従来の慣行などにより総合的に判断されることになりますが、多くは採用内定通知を交付した時点で労働契約が成立したという考え方に立っています。

採用内定により、すでに労働契約が成立していると考えると、採用内定の取消しは労働契約の解約、すなわち解雇ということになりますので、解雇と同様に客観的に合理的理由のない取消しは無効となります。

ご質問のケースも、内定者から採用内定通知書に対する同意書を医院が受領した時点で、労働契約は成立していると考えられます。したがって、採用内定の取消しにあたっては合理的な理由が必要です。

採用内定取消しの合理的理由としては、一般的には次のような理由があげられます。

〔採用内定取消しの合理的理由〕

①決められた期日に卒業できなかった場合
②所定の免許・資格が取得できなかった場合
③長期療養や逮捕・拘留により、決められた期日に出勤することができなくなった場合
④健康状態の悪化などによって、職務遂行に必要な能力を欠くに至った場合
⑤重要な採用手続を正当な理由なく履行しなかった場合
⑥提出した履歴書の記載内容や採用面接時の発言内容に虚偽があり、採用内定時までにそのことを知ることができないことに理由があり、その内容が採否判断の重要な要素である場合
⑦新規採用を不可能とするような予測不能な経営事情が発生した場合

ご質問のケースのように、経営環境の変動を理由とする採用内定の取消しが認められるか否かについては、その経営事情の程度などにより判断されることになります。単なる業績不振という程度では、採用内定の取消しは認められないと考えてよいでしょう。ある程度の業績の変動は、採用内定時に予測できると考えられるためです。

経済事情の急激な変化などにより、すでに採用されて勤務しているスタッフさえも、人員整理をしなければならないような経営悪化の状況にあり、採用内定取消し以外には、その経営悪化に対応できないという場合でなければ、採用内定取消しの合理性は認められないでしょう。

合理的理由もなく採用内定を取り消した場合には、採用内定者は他社への就業機会を失うなど大きな影響を被ることになり、債務不履行による損害賠償を請求される場合もあります。慎重な検討と対応が望まれます。

なお、職業安定法により、新規学卒者の採用内定を取り消すような場合、内定期間を延長するような場合には、あらかじめ公共職業安定所に通知をしなければならないとされています。

Q6 作業ミスが多い試用期間中のスタッフの本採用を拒否することができるか？

Q

当医院では「採用日から３ヵ月間は試用期間とする」という規定を設けています。現在、採用後２ヵ月を経過した試用期間中の受付スタッフがいますが、作業ミスが多いので本採用はしないつもりでいます。試用期間満了をもって解雇できますか？

A

試用期間中であったとしても、作業ミスが多いという理由だけでの解雇は認められるものではありません。解雇が有効とされるためには、使用者として作業ミスを少なくするための十分な指導などの措置をしている、ということも求められます。また、試用期間中もしくは試用期間満了後の解雇であっても、労働基準法の規定にもとづき、30日以上前に解雇予告をするか、もしくは平均賃金30日分以上の解雇予告手当を支払わなければなりません。

試用期間中の雇用関係について、判例では「解雇権留保付労働契約」と解されています。試用期間中であっても、労働契約はすでに成立しています。ただ、この期間にスタッフとしての適格性をチェックし、適格性が欠如している場合には、解約権が行使（解雇）できるとされているものです。

採用時には、スタッフとして適格かどうかすべてを見抜けないため、スタッフの勤務態

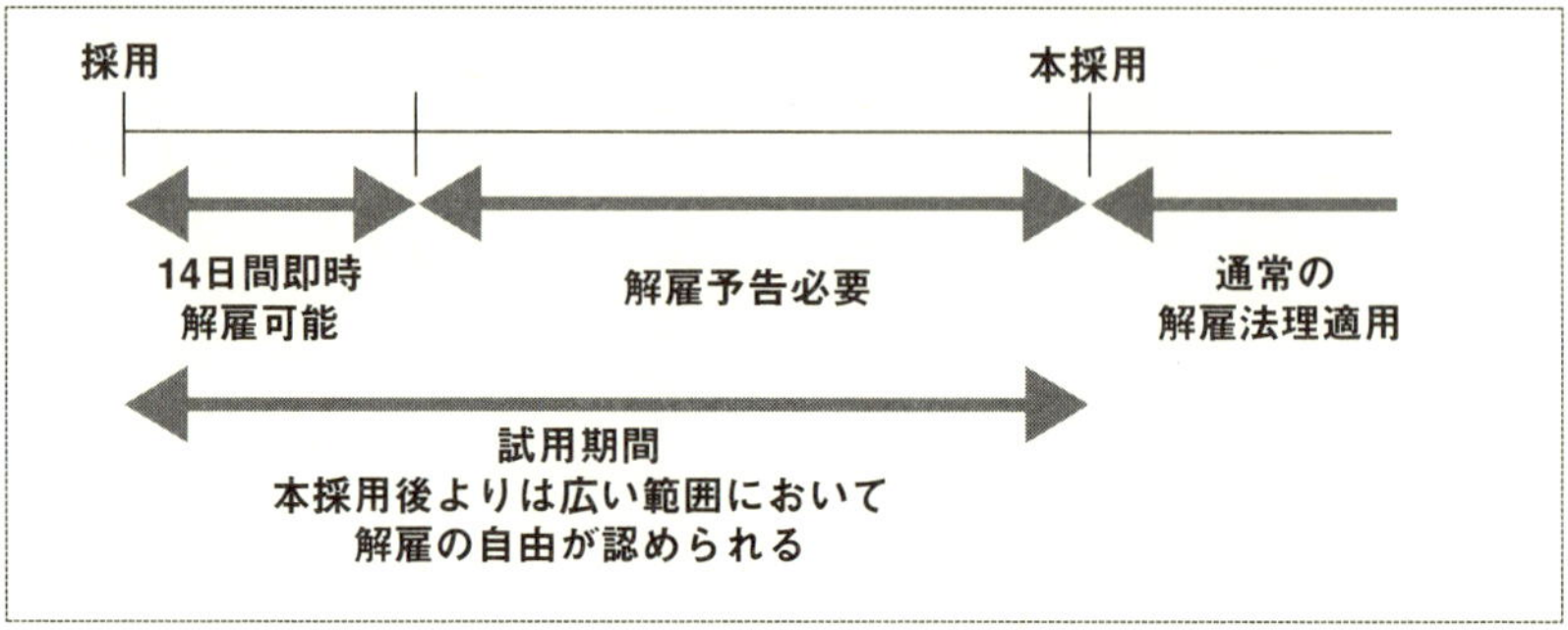

度・能力・技能などを評価し、使用者である院長が、正式に採用するか否かを決定するための期間であるということです。そのため、試用期間中の解雇は、本採用者の解雇よりも広い範囲において解雇の自由が認められているものと解されています。

とはいっても、いったん採用しているわけですから、「客観的に合理的な理由が存し、社会通念上相当として是認され得る場合にのみ許される」のであって、まったく自由ということはありません。能力や適性の不足に関して具体的に根拠を示す必要があり、またそれが解雇事由として妥当なものかどうか、客観的に判断されることになります。

軽易な作業ミスによる解雇は解雇権の濫用であり、認められるものではありません。解雇権を行使するためには、作業ミスの程度や回数のみならず、作業ミスを少なくするため、使用者として指導などの措置を十分にとったかなどを含め、客観的で合理的な理由が求められます。

試用期間中または試用期間満了後の解雇が許容される事由

としては、次のような例があげられます。

〔試用期間中・期間満了後の解雇が許容される事由〕

①勤務態度不良……遅刻・早退が多い、長期欠勤・無断欠勤がしばしばある、業務怠慢や意欲不十分
②勤務成績不良……必要な業務を習得する能力がない、何度注意しても同じミスを繰り返す
③経歴詐称
④誓約書等の提出書類の不提出

就業規則を定めている医院では、通常の解雇事由とは別に、試用期間中の解雇事由の条項を設けて具体的な事由を定めておいたほうが、後のトラブル防止にもつながります。

なお、試用期間中もしくは試用期間満了後の解雇であっても、採用後14日を経過しているときは、労働基準法第20条の規定により、使用者は解雇予告の手続が必要となります。

つまり、使用者は、本採用の拒否をするときには、30日以上前に予告をするか、平均賃金の30日分以上の解雇予告手当を支払うことが義務づけられています。採用後14日未満の期間内に解雇をする場合は、解雇予告制度の適用は除外され、予告手当の支払義務はありません。

Q7 契約期間を定めてスタッフを雇用する際の留意点は?

Q

長期的な経営の見通しが立たないため、今後新たに採用するスタッフは1年間の契約期間を定め、契約期間が満了するつど、医院の経営状況に応じて引き続き雇用していくか否かの判断をし、契約の更新をしていくつもりです。このように、契約期間を定めたスタッフを採用する際の留意点を教えてください。

A

契約期間を定めてスタッフを採用する際には、労働条件の他に、労働契約の更新の有無、労働契約を更新する場合、またはしない場合の判断の基準を明示しなければなりません。

労働基準法では、一定の期間を定めてスタッフを雇用する場合には、原則として3年を超える契約期間を定めることはできません。スタッフに不当な身分拘束をすることのないようにする趣旨から定められたものですが、例外として高度の専門知識を有する者（歯科医師など）を雇用する場合には、最長5年間の契約期間を定めることが可能です。

ご質問のように、スタッフを1年の期間を定めて雇用する場合には、トラブルを避けるため、労働条件を明記した労働契約書を交わしておくことが必要です。契約書には、賃金や労働時間などの労働条件のほか、次にあげる労働契約の期間に関する事項を明記しておかなければなりません。

〔労働契約の期間に関して明記すべき事項〕

①労働契約の期間／「○年○月○日から△年△月△日までとする」など

②労働契約の更新の有無／「自動的に更新する」「更新する場合があり得る」「契約の更新はしない」など

③労働契約を更新する場合またはしない場合の判断の基準／「契約期間満了時の業務量により判断する」「スタッフの勤務成績・態度により判断する」「医院の経営状況により判断する」など

なお、②で「自動的に更新する」と明記した場合は、契約を数年にわたって更新したのち、いざ契約更新を打ち止めにするときに「期間の満了ごとに当然更新を重ねて、あたかも期間の定めのない契約と実質的に異ならない状態で存在していたもの」として、「実質的には解雇」にあたるとされる可能性があります。そのためにも、自動更新条項を盛り込む場合には「契約を更新する場合は3年間を限度とする」のように、一定期間にかぎり更新できるようにしておくべきでしょう。また、契約を更新してきたことにより、引き続き雇用された期間が1年を超えているスタッフの労働契約を更新しないこととする場合には、契約期間の満了する少なくとも30日前までにはその予告をしなければなりません。

Q8 パートタイムスタッフを雇用する際の留意点は?

Q 診療時間を延長したことにより、その分の人員が足りなくなったため、新たにパートタイムでスタッフを採用したいと考えています。その際に留意すべきことはありますか?

A 大切なことは、労働契約の期間やその他の労働条件を明示した労働契約書をしっかり交わしておくことです。

就業意識の変化にともない、歯科医院でもパートタイマーやアルバイトなどの雇用形態で働く人が増えてきています。

パートタイマーは、パートタイム労働法(「短時間労働者の雇用管理の改善等に関する法律」の俗称)により「1週間の所定労働時間が同一の事業所に雇用される通常の労働者の1週間の所定労働時間に比し短い労働者」と定義されていますが、単に所定労働時間が正社員よりも短いというだけであって、労働者であることに変わりはありません。

パートタイマーであっても、労働者を保護するための法律である労働基準法・労働安全衛生法・男女雇用機会均等法などの適用を受けることになります。つまり、当然に労働基準法に定められた要件を満たせば、年次有給休暇も発生することになりますし、また正当な理由なくパートタイマーを一方的に解雇するようなこともできません。

パートタイマーを採用するに際しても、労働基準法に定められているとおり、給与や労働時間、休日などの労働条件を文書において明示しなければなりません。

とくに契約期間を定めて雇用する場合には、留意すべきです。

契約期間満了後に契約を更新しないことを「雇い止め」といいますが、この雇い止めに関するトラブルが近年多発しています。原因の多くは、採用時や契約の更新時に、契約期間に関する約束をあいまいにしてきたことによるものです。

パートタイマーを新たに採用する際には、給与等の労働条件のほか、契約期間についてもはっきりと明示した労働契約書を締結しておく必要があります。また、このときに、契約期間に関する事項（契約期間満了後の更新の有無、更新をする場合またはしない場合の判断基準／P33参照）についても、明示しておかなければなりません。

パートタイマーは「臨時にきてもらうだけだから」とか「いつでもすぐ辞めさせられる」ということで、労働条件をあいまいなまま雇い入れると、後々トラブルになりかねません。正規のスタッフと同様に、パートタイマーについても、契約期間や給与のほか、休日や休暇などについて、条件を具体的に定め、文書で明示しておくことです。

第2章

スタッフの退職・解雇に関するルール

退職・解雇のトラブルは増え続けている

近年、雇用の流動化は一層促進されてきており、転職経験のない人のほうが少ないかもしれないと感じられるほどです。

企業が終身雇用制度を維持できなくなってきたことも、その要因のひとつではありますが、働く人の側からしても、途中で仕事や会社を変わることにさほど抵抗を感じなくなるなど、就業意識が大きく変化してきていることも、要因のひとつにあげられます。

このように、転職が当たり前の時代であるとは言いつつも、現在勤めている職場を辞めるということは、スタッフにとっては大変な出来事です。スタッフもよくよく考えた上で決断し、退職届を出すはずで、後でトラブルになるようなことはあまり生じないと考えがちです。ただ実際には、退職をめぐるトラブルは案外頻発しています。

使用者である医院側から、一方的にスタッフに労働契約の解約を通告して辞めさせる「解雇」には、法律上の厳格な規制がありますが、スタッフの側から一方的に辞める「辞職」は、法律上の規制がありません。民法の規定によって、契約期間の定めなく雇用されている場合は、スタッフはいつでもその理由を問わず、一方的に労働契約の解約を申し入れることができ、申し入れから2週間経つと解約が有効に成立するとされています。スタッフは、使用者の同意も必要なく、一方的に解約することができることになります。

そうはいっても、医院としては、スタッフとして雇用していた以上、退職時にも守ってもらいたいルールはあるはずです。スタッフに辞める自由があるからといって、一方的に辞職届だけ提出して、後は出勤してこないということでは、さまざまな支障が生じることになりかねません。後任者への業務引継ぎのみならず、貸与品や貸付金の返還、患者情報をはじめとした各種個人情報の保護、業務上知り得た秘密の保持など、どれも医院にとっては重要なことばかりです。

退職という非日常的なことについては、スタッフを雇っている医院であっても、つい考えが及ばないままになってしまいがちです。また、スタッフも普段は意識することもないでしょう。それでも、スタッフの退職時に守ってもらわなければならないルールがあるのであれば、就業規則に明文化する、あるいは採用時に交付する労働契約書に明記しておくことは当然に必要なことです。採用時に、退職に際してのルールを遵守する旨の誓約書を求めるといったことも、ルール徹底のための必要な措置といえるでしょう。

「立つ鳥跡を濁さず」といいますが、雇っていた側である医院にとっても、また雇われていたスタッフにとっても、後味の悪い思い出だけが残ったなどということのないように、お互いに納得のいく円満な労働契約の解消に結びつけたいものです。

Q1 就業後、飲食店でアルバイトをしているスタッフを解雇できるか？

Q

当医院に勤務するあるスタッフが、医院での勤務が終わってから医院の近所にあるスナックでアルバイトをしているらしいのです。他のスタッフのみならず、患者さんの間でも噂になっているようです。また、アルバイトは毎日深夜12時すぎまでしているらしく、医院での勤務中もあくびをしている姿をたびたび見かけます。当医院では原則として他社でのアルバイトを禁止していますので、このスタッフを解雇しても問題はないと考えますが、いかがでしょうか。

A

医院での通常の業務に影響があるようなアルバイトをしているのであれば、解雇することも可能であると考えられます。

多くの企業では、就業規則において「会社の許可なく他人に雇い入れられること」などを禁止し、その違反が懲戒事由として定められています。ただし、本来就業時間以外においては、使用者の支配は及ばず、スタッフは自由でなければならないはずですので、就業時間以外にアルバイトをすることもスタッフの自由であるはずです。

では、このような就業時間以外のアルバイトなどが一般に禁止されている背景は、どこにあるのでしょうか。

それには、おおむね次のような理由が考えられます。

〔就業時間以外のアルバイト禁止の理由〕

①経営上の秘密が漏洩される可能性がある
②疲労が蓄積され、本来の通常業務を行うことに支障が生ずる可能性がある
③企業の秩序維持と対外的信用を失墜または低下させる可能性がある

これまでの世間の事例をみても、就業時間以外のアルバイトなどをすることが、前記のいずれかに該当する場合には、解雇することに合理性がある、との判断が多勢となっています。

したがって、医院の就業時間以外において、他社でアルバイトをしたことだけを理由として解雇することはできませんが、前記①～③のいずれかに該当する場合においては、就業規則など医院の規則にもとづき、解雇したり、また場合によっては懲戒解雇することもやむを得ないと考えられています。

ご質問のケースについても、毎日深夜までアルバイトをしているため、適度な休養をとることができず、就業時間中にたびたびあくびをするなどということであれば、通常の業

務の遂行に支障があるといえます。また、医院の近所のスナックでアルバイトをしていることが、患者さんたちの間でも噂になっているようであれば、医院の秩序を害するといっても過言ではありません。

このケースの場合は、②および③に該当すると考えられますので、このスタッフを解雇としてもやむを得ないと考えられます。

ただし、スタッフの中には、生活上の理由から、就業時間以外のアルバイトを余儀なくされているような場合もあると思います。その場合までむやみに解雇とするのではなく、本来の医院での業務を支障なく行うこと、医院の秩序を乱したり、信用を損なうようなアルバイトに就かないことなどを条件として、例外的にアルバイトを認めるなどの対応も必要かもしれません。

何よりも、スタッフがアルバイトなどしなくてもすむよう、医院での労働条件の整備・充実をはかるのが最善の策でしょう。

Q2 長期欠勤中のスタッフを解雇することができるか？

Q

採用後間もないあるスタッフが、１ヵ月以上も前から、体調が悪いといって欠勤し続けています。本人の持病によるものらしいのですが、当医院では人手も足りないので、このスタッフを解雇して新たにスタッフを採用したいのですが、問題はないでしょうか？

A

欠勤が１ヵ月以上続き、長期間にわたって労務の提供ができないようであれば、解雇も可能であると考えられます。

スタッフを解雇するにあたっては、当該解雇権の行使が権利の濫用に該当しないかどうか、判断する必要があります。

労働基準法において「解雇は、客観的に合理的な理由を欠き、社会通念上相当であると認められない場合は、その権利を濫用したものとして無効とする」とされており、合理的理由のない解雇は、権利の濫用として無効とされてしまうからです。

解雇理由に合理性があるか否かの判断は、その時々の事情により異なりますが、一般的に次のような場合は、解雇権の行使は合理的で有効であると考えられます。

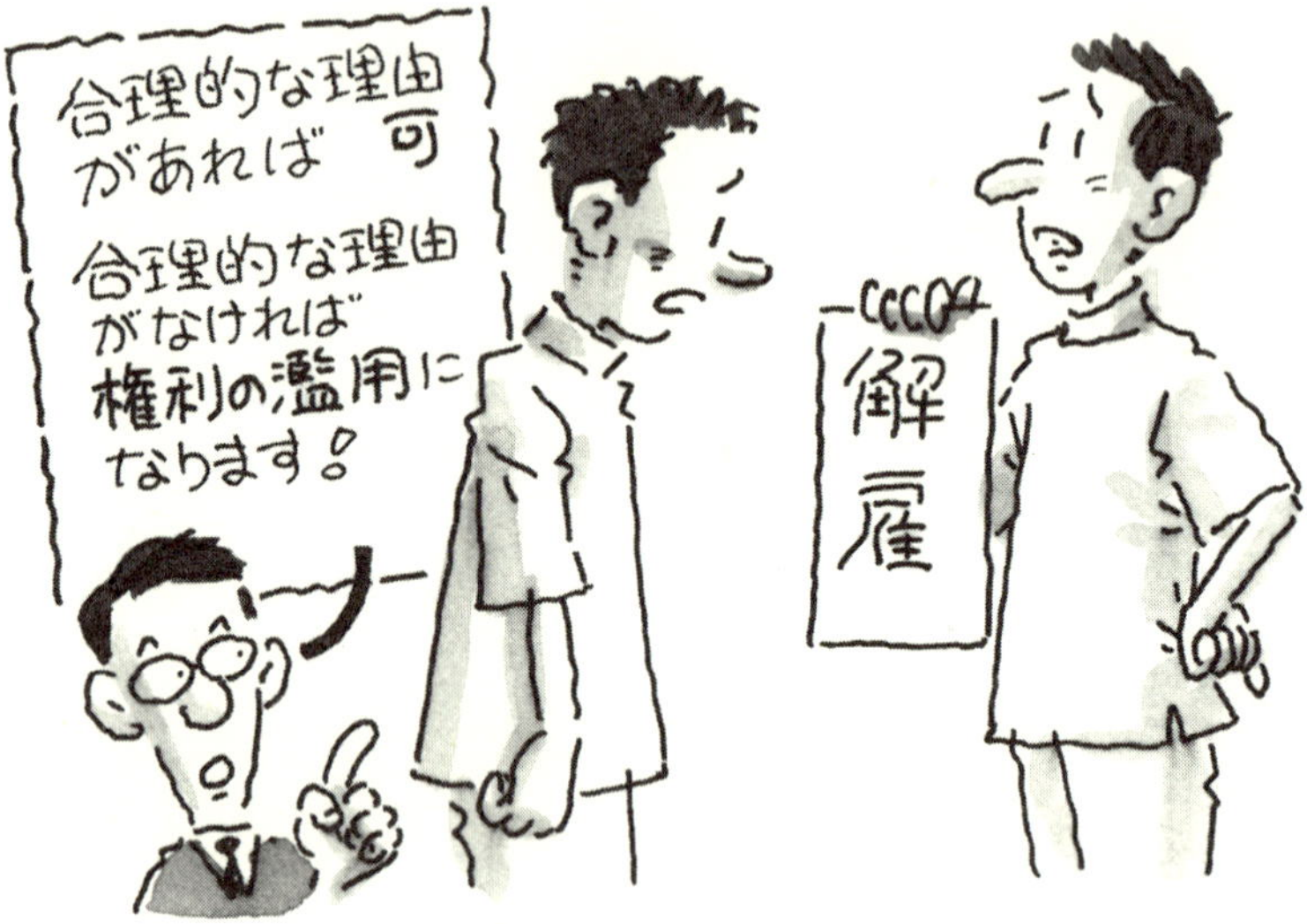
合理的な理由があれば　可
合理的な理由がなければ権利の濫用になります！
解雇

〔スタッフを解雇する合理的理由〕

①スタッフの疾病、あるいは能力・適格性の欠如などのため、労務提供が適切になされない場合
②スタッフに業務命令違反や不正行為、あるいは暴力、施設毀損などの非違行為があった場合
③経営不振による人員削減など、経営上の必要性が存する場合

ご質問の場合については、採用後間もないスタッフの欠勤が1ヵ月以上も続き、長期間にわたって労務の提供ができないようであれば、合理的理由の①に該当しますので、このスタッフを解雇することも有効であると考えられます。

Q3 業務上の不正行為の有無が明らかになるまでそのスタッフの退職日を引き延ばすことはできるか?

Q

あるスタッフが、1ヵ月後に退職する旨を届け出てきました。ところが、どうもこのスタッフは、業務上の不正行為をした疑いがあるのです。そこで、その事実を調査し、もし不正の事実が判明した場合には、懲戒解雇などしかるべき処分をしたいと思います。そのため、不正行為の事実の有無と内容が明らかになるまで、このスタッフの退職を引き延ばすことはできるでしょうか。なお、当医院の就業規則には、自己の都合で退職する場合には、1ヵ月前に届け出る旨を定めています。

A

退職日を引き延ばすためには、スタッフ本人の同意が必要です。

就業規則において、退職申し入れ期間（「辞職の場合は退職日の1ヵ月前までに申し出ること」など）を規定している場合には、この退職申し入れ期間を医院の都合で一方的に長くすることは、原則として認められません。退職日を引き延ばすためには、当該スタッフがそれに同意する必要があります。スタッフの同意が得られない場合には、退職日を引き延ばすことはできません。

就業規則を作成しておらず、退職申し入れ期間についての定めをしていない場合には、申し入れから2週間経過後には、スタッフの退職が有効に成立することになります。

たとえ、退職願を提出したスタッフに、業務上の不正行為をした疑いがあるような場合でも同様です。不正があった場合には、懲戒解雇などしかるべき処分をするため、不正行為の事実の有無と内容が明らかになるまで、当該スタッフの退職を認めないとすることはできません。この場合も、退職日までに調査を行い、その間に懲戒解雇に該当する不正を発見し、任意退職が有効に成立する前に懲戒解雇処分をする必要があります。

では、退職後に不正行為が判明したときに、懲戒解雇といった措置がとれるかというと、それも不可能です。退職後になって、懲戒解雇に該当するような不正行為が判明したとしても、退職によってその者との労働契約関係は終了しています。すでに労働契約関係のなくなった者に対して、懲戒解雇の意思表示をしてもまったく無意味であり、何の効力もないということになります。

懲戒解雇ができないのであれば、退職後、退職金の支給前に不正が判明した場合には、退職金を不支給にできるかということになりますが、このことについては、退職金規程の定め方と関連してきます。

また、退職金支給後において不正が判明した場合に、退職金の返還を請求することができるかということについても、次にあげる退職金規程の定め方によることとなります。

〔懲戒解雇に対する退職金規程〕

①退職金規程等に「懲戒解雇の場合には退職金を支給しない」旨の定めのあるとき

「懲戒解雇という処分のあったこと」を退職金の不支給事由としてあげている場合には、すでに退職が有効に成立し、懲戒解雇という処分が存在しない以上、退職金の不支給事由にあたらず、退職金は支給せざるを得ない、ということになります。

②退職金規程等に「懲戒解雇に相当する行為があった場合は、退職金を支給しない」旨の定めのあるとき

この場合には、懲戒解雇という処分はしていなくても、懲戒解雇に相当する行為があった場合には、退職金は支給しないとしているわけですから、退職金の支給前に懲戒解雇に相当する不正が判明したときは、退職金を不支給とすることができます。

退職金の返還の請求は、退職金規程で①のように「懲戒解雇という処分があったこと」を不支給事由としている場合には、支給の前提条件に変更はないわけですから、支給済みの退職金の返還を請求することはできません。

これに対し、②のように「懲戒解雇に相当する行為があったとき」を退職金の不支給事由としている場合は、支給当時判明していたか否かはともかく、事実として不正が存在しており、本来支給事由に該当しないのに支給されていたことになり、不当利得として返還も請求することができるほか、場合によっては利息も請求することができます。

Q4 スタッフへの退職後の競業禁止義務規定は有効か？

Q

最近、知り合いの歯科医院から聞いた話によると、その医院で20年間にわたって勤務してきたスタッフの1人が退職し、その後、間もなく独立して、同じ町内に歯科医院を開業し、患者さんの取り合いのようになってしまって困っているとのことでした。当医院でも同じことが起こらないよう、就業規則に「スタッフは、退職後10年間は、同一町内の同業者に就職したり、独立開業してはならない」との規定をしておきたいと考えていますが……。

A

スタッフが退職後に同業者に就職したり、独立開業したりするのは、原則として自由ですので、これを制限することはできません。ただし、競業禁止の内容が合理的なものである場合にかぎって、競業禁止が有効とされる場合があります。

憲法に職業選択の自由が保障されている以上、スタッフが退職後に同業者に就職したり、独立開業したりして、競合する業務に従事することは、原則として本人の自由です。

そうはいっても、自院独自のノウハウや患者さんの情報などは、医院にとって経営上の重要な財産です。自院で勤務している間に身につけた、これら有形または無形の財産を持って、ライバル医院に就職したり、ライバルとなり得る医院を開業したりすることに対し、医院経営者が脅威を感じ、それを阻止したいと考えるのも当然のことです。

しかし、裁判所は、このことについて「労働者が雇用関係継続中に習得した業務上の知識・経験・技術は労働者の人格的財産の一部をなすもので、これを退職後に各人がどのように生かし利用していくかは各人の自由に属し、特約もなしにこの自由を拘束することはできない」と判示しています（中部機械製作所事件　昭43・3・27　金沢地裁判決）。

〔競業禁止に関する判断基準〕

①あらかじめ競業禁止の合意が正当な手続を経て成立しており、それが在職中、勤務継続の前提とされていたこと。就業規則に定める、採用時に誓約書を交わすなど、本人との明確な特約として存在していること

②スタッフが営業秘密に直接関わっているなど、競業禁止以外の方法では保護することが困難な正当な利益が存在すること

③競業を禁止する期間・地域・職種などの範囲が、必要かつ相当な限度を超えておらず、スタッフにとって重大な制約とならないこと

④競業禁止により受ける不利益に対して、相当な代償措置がとられていること。就業を制限するということは、職業選択上、大きな不利益を負わせるものであり、その者の生活への影響も甚大なものとなる。在職中に各種手当を支給するなどして、競業禁止の代償措置を講じておくべきである

つまり、原則は退職後の同業者への就職も本人の自由ではあるものの、あらかじめ就業規則等によって、特約として競業禁止に関する条項が存在し、かつその内容が合理性を有する場合には、競業禁止も有効とされているということです。ここでいう「合理性」についての判断基準を、前ページにあげました。

ご質問のケースでは「スタッフは、退職後10年間は、同一町内の同業者に就職したり、独立開業してはならない」との規定を、就業規則に盛り込むことを考えられているわけですが、この規定を前記の判断基準に照らし合わせてみると、この規定が就業規則に盛り込まれていたとしても、規定が適用され、その効力を有するのは、スタッフの中でも一定の地位に属し、医院の秘密に直接関わっていた者に対してのみということになります。

また、競業禁止に関わる「10年間」という期限ですが、これは長すぎます。そのスタッフの就いていた地位やその職種などさまざまな事情により、判断基準は異なりますが、これまでの裁判例で競業禁止特約が有効とされたケースは、競業禁止期間をおおむね2年から3年程度としているものです。期間については再考の必要ありです。

競業禁止に関する規定を就業規則に盛り込むとしても、退職後のスタッフが競業となる同業者へ就職することや、独立開業することを禁止するという意図ではなく、在職中に知り得た医院の秘密遵守を、退職後にも義務づけることを目的として、どういう内容にすべきかを考えてみるとよいでしょう。

Q5 医院内で不倫しているスタッフを懲戒解雇できるか？

Q

当医院の女性スタッフの1人が、当医院で勤務する既婚の男性スタッフと不倫をしていることがわかりました。当医院はスタッフが7名しかいない小さな医院であり、他のスタッフも全員この事実を知っています。職場の風紀が乱れることを避けるためにも、この2名のスタッフは懲戒解雇にしたいと考えています。こうした処分は問題ないでしょうか？

A

スタッフが不倫をしているという事実だけをもって懲戒解雇とすることはできません。ただし、そのことが医院の社会的評価に及ぼす悪影響が相当重大であるような場合には、懲戒解雇も認められるでしょう。

懲戒処分は、使用者である医院が、スタッフとの労働契約にもとづく指揮命令権の一部として、「業務」に関して不始末があった場合にかぎって行うことができるものです。

スタッフの恋愛や不倫などの男女関係は、スタッフ個人の私生活上の問題です。使用者である医院は、スタッフの私生活上の非行には、原則として介入できません。つまり、スタッフの私生活上の問題である不倫を理由として、医院がこれに懲戒処分を課すことはできないということです。裁判例においても「妻子ある男性との男女関係を含む恋愛関係は、不法行為となり、社会的に非難される余地があるから素行不良に該当するが、2人の交際が職場の風紀・秩序を乱し、会社運営に具体的に影響などを与えたとは認められない」として、懲戒解雇を無効としたものがあります。

しかし、この裁判例にもあるとおり、スタッフ個人の私生活上の行為であったとしても、スタッフの不倫行為が医院内の風紀を乱したり、業務遂行に支障を及ぼすような場合には、懲戒解雇も有効であるとされています。

とはいっても、スタッフの不倫行為が医院の業務遂行に支障を来たしているかどうかの判断は難しく、個々の事案ごとに判断せざるを得ません。スタッフ同士の不倫行為が公になったことにより、他のスタッフとの協調関係がぎくしゃくし、業務の円滑な遂行に支障を来たしたり、患者さんのひんしゅくを買ったりするなど、対外的にも悪影響を及ぼしている場合には、該当すると考えられます。多少業務に影響があったくらいでは、私生活上の不倫行為を理由としての懲戒解雇は認められないでしょう。業務遂行に支障を及ぼしているのであれば、その事実を具体的に証明できるような状況であることが望まれます。

ご質問のケースについても、不倫があったという事実だけをもって懲戒解雇とすることは原則として認められませんが、そのスタッフの立場や仕事内容、医院の体面や信用などを総合的に判断し、医院として具体的な損失を受けたということであれば、懲戒解雇処分も有効に行えるということになります。

Q6 協調性のないスタッフを解雇することができるか？

Q

当医院に、勤続15年になるスタッフがいます。このスタッフは、仕事には熟練しているのですが、他のスタッフとの協調ができず、トラブルが絶えません。そのため、他のスタッフからは苦情が続出し、職場内の雰囲気は悪くなる一方です。長く勤務してくれた功労者ではあるのですが、解雇もやむを得ないと考えています。いかがでしょうか？

A

十分な指導・注意をしたにもかかわらず、改善の見込みがなく、そのことが医院の業務遂行上障害になっているというのであれば、解雇とすることも可能だと考えられます。

他のスタッフとの協調性がないといっても、単なる「変わり者」で、他と打ち解けられないのであれば、それだけで解雇することはできません。協調性がないことが、業務の遂行に重大な障害となっていることがあってはじめて、解雇となり得ます。

ご質問のケースでは「トラブルが絶えない」ということですが、トラブルが絶えないことが業務の遂行上障害になっているのであれば、解雇事由として成り立つと考えられます。

共同作業などが必要な業務に就いているスタッフの場合であれば、協調性に欠け、他のスタッフとのトラブルが絶えないことは「職務に必要な適性を欠く」ということで、解雇も妥当であると考えられます。また、人間関係がこじれ、医院の業務の円滑な運営ができないというのであれば、「医院の運営上やむを得ない事情」が生じたということができ、この場合も解雇が妥当であると判断される可能性は高いといえます。

裁判例でも、病院勤務の助産婦が、独善的・他罰的で非協力的な態度に終始したため、他の職員との円滑な人間関係を回復しがたいまでに損ない、看護職員として不可欠な共同作業を不可能にしてしまったことを理由とする解雇を、有効としたものがあります。

スタッフを解雇する場合には、使用者である医院は、解雇回避のための方策をとったかどうかについても問われます。解雇に至る前に、医院として問題解決のために、スタッフ本人に十分な指導・注意を行うなどの努力をしていなければなりません。

現に、解雇を考えざるを得ないような深刻な状況にあるのであれば、このスタッフ本人に対して、職場で協力して仕事をすすめることの重要性を十分に説き、一定期間の猶予を設けて、改善の努力をうながしてみてはいかがでしょう。それでも改善が見られないようであれば、解雇処分とすることもやむを得ないでしょう。

なお、スタッフ本人に対して注意や指導をする場合には、その記録などはきちんと残しておくことが必要です。また、そのスタッフに関わって日々起こるさまざまなトラブル事例・発言内容などの問題点を、詳細に記録として残すことも大事なこととなります。

Q7 希望退職者を募集する場合の留意事項は？

Q

近年の競争激化のあおりを受けて、当医院では、スタッフ数を現在の2分の1にするために、一定期間に限って、希望退職者を募集することを検討しています。希望退職者を募集する場合に、留意しなければならない事項などありましたら教えてください。

A

希望退職とは、医院側から一方的に通告する解雇とは異なり、スタッフの自発的な意思による退職の申し出を誘引することです。あくまでもスタッフの自由意思にゆだねられる必要がありますので、医院側から希望退職に応募することを強く迫ったりすると、退職の意思表示の取消しが可能となったりします。

希望退職の募集は、退職勧奨とともに、企業の雇用調整の手段として行われるもので、スタッフの自発的な退職の申込みを誘引するものです。

多くの場合は、会社から通常の退職よりも有利な条件が提示されますが、応じるかどうかはスタッフ個人の自由意思にゆだねられているという点が、解雇の場合とは異なります。

スタッフがそのまま留まりたいと思うのなら、応じる必要のないことはいうまでもありません。

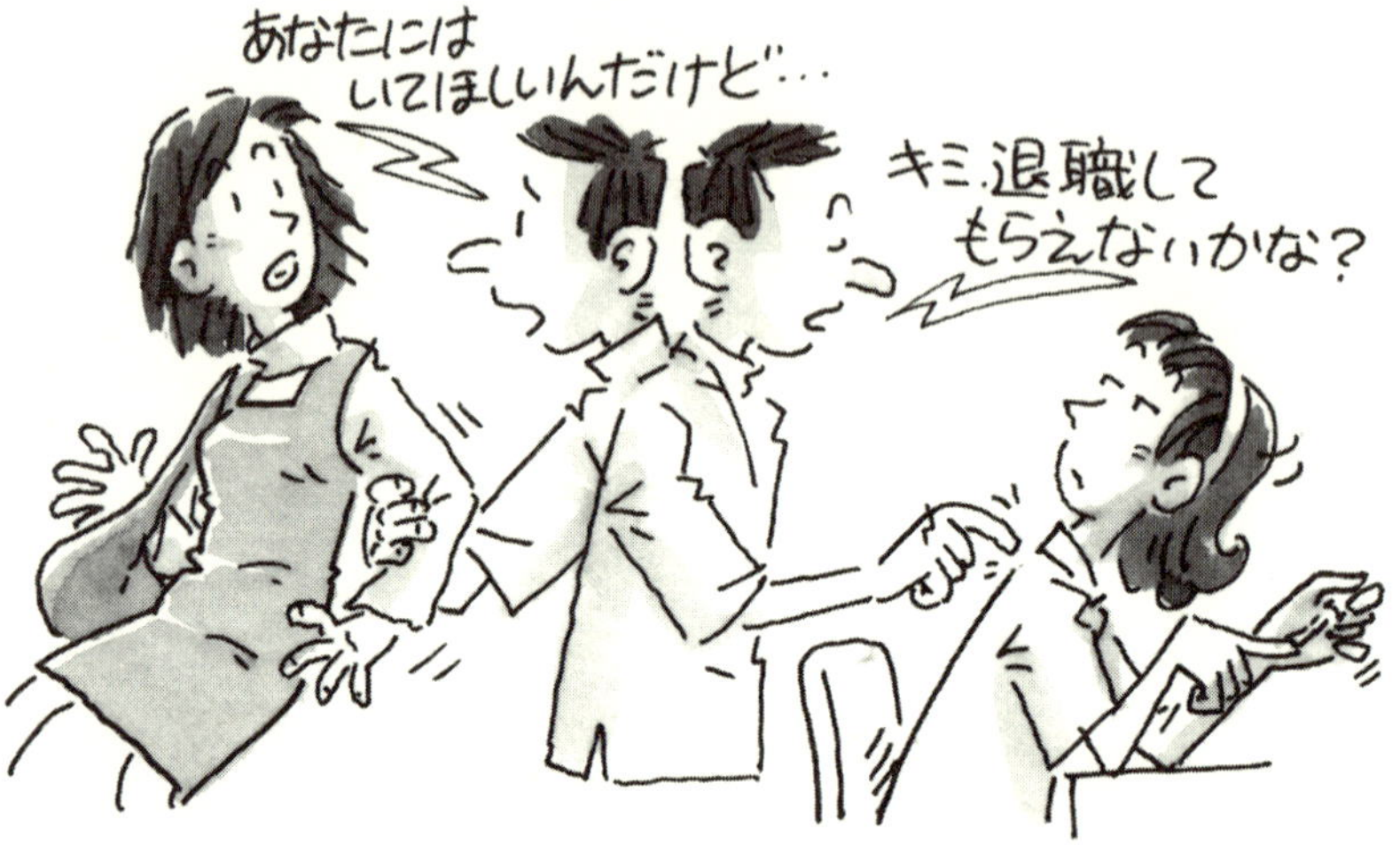
あなたには
いてほしいんだけど…
キミ、退職して
もらえないかな？

リストラの一環としての希望退職制度を導入した場合に、目標とする人数に足りなかった場合や、あるいは上回った場合に、どう対応するかが問題になっています。このため、「肩たたき」や「逆肩たたき」と呼ばれる退職勧奨や慰留が行われている例がみられます。

「肩たたき」とは、医院が退職してほしいと考えるスタッフに対して、希望退職への応募をすすめることをいいます。希望退職に応募することによる退職は、一般には「合意解約」と解されていますが、これは、医院もしくはスタッフのどちらか一方からの労働契約の解約の申し出に対して、もう一方が承諾した場合に、労働契約の解約が成立するものです。退職勧奨は、医院側がスタッフからの労働契約の解約の申し出をうながす行為ということになります。

〔労働契約の合意解約の留意点〕

合意解約は、民法によって意思表示の瑕疵《かし》の規定が適用され、心理留保、虚偽、錯誤、詐欺または強迫によってなされた申し出あるいは承諾は無効となり、取り消されることがあります。

退職勧奨を行う医院側の背景、勧奨の回数や期間など、個々の退職勧奨の実態を総合的に判断して、結果としてスタッフの自由な意思決定が妨げられると認められる場合には、強迫によるものと判断されます。したがって、退職勧奨を行う場合も、スタッフに過度の圧力がかからないように留意することが必要です。

「逆肩たたき」とは、スタッフの中で将来に必要な人材と判断した者に、希望退職の募集に応じないように説得したり、慰留することをいいます。退職勧奨と同様に、対象者の自由な意思決定が阻害される可能性がありますので、過度な引止めは問題となります。

希望退職を募集することで、医院全体のモチベーションが下がる例もよくみられます。希望退職の募集は、自院にとっても、自院の外で新たな道を選択しようとするスタッフにとっても、また残ることを決めたスタッフにとっても、今後プラスに転じるための第一歩の手段であることを伝えていくことも必要でしょう。

Q8 就業規則を定めていなくても懲戒処分は可能か？

Q

ささいな不注意から患者さんを怒らせてしまったスタッフがいます。このスタッフに反省をうながすためにも、何らかの懲戒処分を課したいと考えていますが、当医院はスタッフが10人未満であるため、就業規則の作成はしていません。それでも懲戒処分をすることは可能でしょうか？

A

就業規則がない場合、または就業規則があっても懲戒処分に関する定めがされていない場合には、懲戒処分を課すことはできません。ただし、スタッフ数が10人未満の医院において、就業規則の代わりになるような医院のルールを定めたものがあり、その中に懲戒処分に関する定めがされていれば、その定めにもとづき懲戒処分を課すことは可能です。

懲戒処分は、スタッフに業務上の非違行為があればいつでも自由にできる、というものではありません。懲戒処分は、スタッフに重大な職業上・生活上の不利益を与えるものであるため、使用者である医院の懲戒権の行使は、次にあげる基本原則をふまえたものでなければならないとされています。これらの基本原則に反すれば、権利濫用として、その処分は違法であり、無効とされてしまいます。

〔懲戒処分の基本原則〕

①罪刑法定主義類似の原則

就業規則に懲戒処分に関する規定がされていることが大前提となります。そして、就業規則に定められた懲戒事由に該当する事実があり、就業規則に定められた種類の処分でなければなりません。

②相当性の原則

規律違反の種類と程度、その他の事情に照らして、客観的に合理的で社会的に相当なものでなければなりません。

③平等取扱いの原則

同じ規定に同じ程度に違反した場合には、これに対する懲戒処分は同一種類、同一程度でなければなりません。

④不遡及の原則

ある違反行為がなされた時点で、その行為に対する懲戒処分の規定がなかった場合は、当該行為については懲戒処分することはできません。

⑤適正手続の原則

就業規則などに懲戒手続が定められている場合には、その手続に従わなければなりません。就業規則などに手続が定められていない場合であっても、本人に懲戒事由をあらかじめ通告し、弁明の機会を与えることは必要となります。

ご質問のケースについては、スタッフ数が10人未満であるということもあり、就業規則そのものが存在しないということですので、①の要件を満たすことができません。労働基準法では、労働者数が10人以上の事業場についてのみ就業規則の作成義務を課していますので、スタッフの数が10人に満たない医院では、就業規則を作成していないところが多いと思います。

では、そのような医院では、スタッフに懲戒処分を課すことがまったくできないかというと、そういうことでもありません。スタッフ数が10人に満たない医院においても、医院内で勤務するにあたっての何らかのルールは定めているのではないでしょうか。

「無断欠勤をしてはいけない」「業務上の秘密を他に漏らしてはいけない」など、さまざまなルールを明文化し、それをスタッフに周知している医院もあると思います。そのような明文化された医院ルールの中に、懲戒処分に関する事項が含まれているのであれば、その定めにもとづいて懲戒処分を課すことは可能です。

このような明文化されたルールもない場合であれば、まず医院の秩序維持をはかるためにも、早急に就業規則もしくは就業規則に代わるルールを定めてください。そして、今後は、この就業規則やルールにもとづいて適正な運用を行ってください。

Q9 労働契約を反復更新してきたパートタイマーの再契約を拒否できるか？

Q

2ヵ月の期間契約で雇用するパートタイムスタッフがいますが、これまで5年間にわたって、その契約を反復更新してきました。このたび、診療時間の延長をすることにともない、このパートタイムスタッフに代わって、常時勤務してもらえる正規のスタッフを雇い入れたいと考えています。この場合、このパートタイムスタッフの契約期間満了時をもって、その後の再契約を拒否することは可能でしょうか？

A

契約を繰り返し更新していると、期間の定めのない契約と異ならないとみなされ、契約更新拒否は解雇であると考えられます。通常のスタッフを解雇する場合と同様に、解雇するにあたっての合理的な理由が存在することや、解雇予告手続が必要となります。

パートタイムスタッフなど、期間を定めた労働契約は、その期間満了とともに終了することになります。ただし、労働契約を反復して更新してきたような場合には、再契約を拒否するなどの雇い止めが当然にできるかというと、必ずしもそうではありません。

期間の定めのある労働契約であっても、その契約の実態が「契約更新が長期にわたって繰り返され、とくに問題がなければ更新されている状況にあった」「採用の際に〝長く勤めてほしい〃といったような、長期雇用を期待させる言動があった」「契約の更新時にスタッフ本人の意思確認などをせずに、形式的な手続しかされていないような状況にあった」など、いずれかに該当するような場合には、定められた契約期間は単に形式的なものにすぎず、実質上期間の定めのない契約と同一に取り扱うべきであるとされています。

前記のいずれかのケースに該当するような、パートタイムスタッフの再契約を拒否することは解雇に当たる場合がある、ということです。つまり、解雇権濫用の法理（社会通念上是認できる合理的理由がないと、解雇権の濫用となり解雇が無効となるとする原則）が類推適用されることになります。この場合、労働契約の反復更新がどのような頻度であったかなどについての明確な基準はありません。たとえ1回目の契約更新時であっても、期間満了後の継続雇用を合理的に期待させるような雇用であれば、再契約拒否にはやむを得ないと認められるような特段の事情が必要である、とされた判決もあります。

ご質問の場合、2ヵ月の労働契約を5年間にわたって反復更新してきているため、すでに実質上期間の定めのない労働契約と同一的に取り扱うべきものと考えられます。したがって、解雇予告に準じて、少なくとも契約満了の30日前には「次期は契約を更新しない」旨の予告が必要です。また、このパートタイムスタッフ本人が、再契約拒否に納得しない場合には、再契約拒否が無効とされる可能性もあり、本人と十分に話し合いをするなど、慎重に対応してください。

第3章

労働条件（給与・残業時間など）に関するルール

◆個々の常勤スタッフに対する労働条件を明確にする

使用者である医院と労働者であるスタッフは、「労働契約」関係にあります。「労働契約」とは、スタッフが医院に対して労働力を提供することを約束し、医院がその対価として報酬を与えることを約束することによって効力を生じる契約のことをいいます。

労働契約とはいっても、労働契約書などいちいち交わしていないという院長先生もいらっしゃるでしょう。

労働契約は、求人広告を見た人が「働きたい」と申し入れ、医院が「それでは、働いてください」と承諾するだけで成り立つことになるのです。つまり、口頭の約束だけであっても契約の効力が発生し、契約書を交わすなど書面を作成しなくても、契約が成立することになっています。

しかしながら、パートタイムとして就業する労働者が増大するなど、就業形態の多様化がすすむとともに、転職意識の高まりなど、働く者の就業意識の多様化もすすんでいる現在において、個々の労働契約の権利義務関係をめぐる紛争が増加する傾向にあります。労働事件というと、以前は労働組合との対立や労働紛争などが中心でしたが、今は個々のスタッフとの紛争の時代へと変わってきているのです。

そのため、労働契約を締結する場合でも、契約書までは交わさないにしても、医院としては労働条件をあらかじめ明確に明示し、のちに権利義務関係などにおいての争いに発展することのないようにしておくべきです。ちなみに、労働基準法では、労働契約の締結に際しては、スタッフに対して労働条件を明示することを義務づけています。

労働契約が締結されると、スタッフには医院の命令に従って労務を提供する義務が生ずることになります。たとえば、スタッフが始業時刻に遅れることは「労働契約で約束した時間に働かない」という債務不履行に当たることになるのですが、債務不履行に当たるかどうかというのは、労働契約の内容にもとづいて判断されることになるのです。労働契約上において、始業時刻が明確に記されていなければ、スタッフが始業時刻に遅れたからといって、労務提供義務違反であると指摘することはできません。

医院とスタッフのそれぞれが負うべき義務と、医院とスタッフのそれぞれが有する権利をあらかじめ明確にし、それぞれが納得した上で労働契約を締結しておけば、後に「言った」「言わない」というトラブルになることも減ってくるでしょう。

また、あらかじめ労働条件が明確に示されているということは、後のトラブルを防ぐだけではなく、スタッフとしての権利義務が明確にされていることによって、スタッフも安心して仕事に集中することができるというメリットにもつながることになります。

Q1 資金不足のため、給与支払日を通常の月より1週間遅らせてもよいか?

Q

当医院では、毎月25日を給与支払日として就業規則に定めていますが、年度末の3月に限っては、他の出費が重なることが予想されますので、25日に給与を支給するのは資金的に苦しい状況です。このような場合は、事前にスタッフにその事情を説明すれば、通常の月の給与支払日よりも約1週間遅い4月1日に給与を支給することとしてもかまわないでしょうか?

A

労働基準法によって、給与は、毎月一定期日に支払わなければならないと定められています。スタッフ全員からの同意を得たとしても、給与支払日を遅らせることは違法となります。

労働基準法では、給与の支払に関して、次の五つの原則を定めています。

①通貨払いの原則

給与は通貨で支払わなければならず、現物による支払は禁止しています。ただし、スタッフからの同意があった場合には、スタッフが指定する本人名義の預貯金口座への振込みによる支払ができます。スタッフからの同意が得られない場合には、振込みによる給与の支払はできないということです。

また、現物給付についても、労働組合と書面による協定で定められた場合に限っては、例外的に認められています。労働組合がある歯科医院は少ないでしょうから、労働組合のない歯科医院では、たとえボーナスであっても、給与を現物給付するようなことはできません。

②直接払いの原則

給与は、直接スタッフ本人に支払わなければなりません。スタッフの親権者や法定代理人などであっても、スタッフ以外の人への支払は禁止されています。たとえば、スタッフが金融業者から借金をしていて、直接医院に金融業者から給与の譲渡を要求された場合であっても、これに応じてはいけないということです。

ただし、スタッフが病気などで欠勤している場合に、家族などスタッフ本人の使者と認められる者に対して支払うことは、差し支えありません。

③全額払いの原則

給与は、原則としてその全額を支払わなければならないことになっています。ただし、所得税や社会保険料など法令に定めのある場合と、スタッフの代表と書面による協定で定められた場合には、給与の一部を控除して支払うことができます。

スタッフに寮などを貸与し、その家賃を毎月の給与から控除するような場合には、スタッフの代表と書面による協定を締結しなければなりません。

④毎月1回以上払いの原則

給与は、ボーナスなど臨時に支払われるものを除いて、毎月1回以上支払わなければならないとされています。パートタイマーなど、1ヵ月間に支払う給与額が少ないからといって、それを2ヵ月間まとめて支払うようなことはできません。

ただし、毎月1回以上であればよいので、月2回払いとしたり、週1回ずつ支払うことはかまいません。

⑤一定期日払いの原則

給与は、毎月一定の期日を特定して支払うことが必要です。

「毎月第3月曜日」というような定め方は、月によって支払日が変動することになりますので、一定期日を定めているとはいえません。「毎月○日」に支払うという定めをしなければならないということです。

ご質問のケースのように、ある特定月のみであったとしても、給与を支払わない月があったり、定められた給与の支払日を遅らせることは、前記④と⑤の原則に反することになります。給与の支払に関する5原則は、支払日が不安定であったりすることによって、スタッフが生活上の不安を抱くことのないようにするため、使用者である院長に対する給与支払確保の目的から定められたものです。したがって、たとえスタッフ本人からの同意があったとしても、所定の給与支払方法を変更することは認められません。

Q2 スタッフの給与を一律カットすることは可能か？

Q

医院の今後の運営を考えると、現在のスタッフの給与水準を維持するのは困難であると考え、全スタッフの給与を一律カットすることを考えています。このような措置は可能でしょうか？

A

給与を引き下げるにあたっては、原則として、個々のスタッフの同意を得なければなりません。

給与は、スタッフにとって重要な労働条件であり、原則的には、スタッフの同意なく一方的に給与をカットすることは、スタッフの生活を不安定にする可能性もあり、許されていません。

ただし、就業規則を作成している医院においては、給与をカットするにあたっての「合理的な理由」がある場合は、この就業規則を変更することによって、給与の引下げなど、労働条件を不利益に変更することも、判例上認められています。

ここでいう「合理的な理由」とは、具体的には、次の七つの基準を総合的にみて、給与を引き下げる必要性と、それによってスタッフが被る不利益の程度とを比較考慮したうえで判断されることになります。

〔労働条件を不利に変更する七つの判断基準〕

①スタッフが被る不利益の内容・程度

変更による不利益の程度が軽微であれば、それほど問題とはなりませんが、給与が大幅に減額されるなど、スタッフが被る不利益の程度が大きい場合には、たとえ高度の必要性が認められる場合でも、変更が無効とされる可能性が高くなります。

②医院側の変更の必要性の内容・程度

不利益変更を実施しなければ経営状態に重大な悪化が及ぶなど、不利益変更を是認させるような経営上の必要性が認められなければなりません。

したがって、黒字なのにもかかわらず、たんに利益をあげるために給与カットを行う場合などは、変更の必要性は認められないことになります。

③変更後の就業規則の内容自体の相当性

変更後の労働条件の水準が、合理的なものであることが必要とされます。

④代償措置その他関連する他の労働条件の改善状況

給与を減額する代わりに、退職金を増額したり、労働契約の期間を延長するなど、不利益を緩和させるための措置の実施が必要とされています。

⑤スタッフとの交渉の経緯

変更するにあたって、スタッフに十分な説明が行われたかどうかなどがポイントとなります。

⑥他のスタッフの対応

ほとんどのスタッフから理解を得て、変更に関し同意をしてもらっているかなどの事情が問われます。

⑦変更した内容と同業他社・他産業の水準との比較など社会的妥当性

同業者に比べ給与水準が高く、給与にかかるコストが同業者との競争において重大な負担となっているような場合は、不利益変更に合理性があると認められる一つの重要な要素となります。

一方、就業規則が定められていない医院において、給与の一律カットを行う場合については、個々のスタッフの同意がないかぎり無効であると解されています。したがって、この場合は、変更の必要性の内容・程度、代償措置などをスタッフに十分な説明を行った上で、同意を得ることが必要となります。

給与の引下げなど、労働条件をスタッフの不利益に変更する場合において、スタッフが不満をもつのは、医院とのコミュニケーションが不足している場合です。面倒がらずに、十分に必要性などを説明し、スタッフの意見を聴く機会を設けることも大切でしょう。

Q3 スタッフの昇給は必ず行わなければならないのか？

Q

当医院では、経営上の理由もあり、昨年度からスタッフの給与を改定していません。スタッフから、それまで毎年昇給してきたのに、急に説明もなく給与の引上げを行わなくなるのは違法ではないかといわれましたが、そうなのでしょうか？

A

就業規則や個別の労働契約書等において、毎年昇給することが定められている場合には、個々のスタッフの同意なく昇給をストップすることはできません。

使用者である医院は、労働契約を締結するにあたって、賃金に関しては、決定・計算・支払の方法、締切り・支払の時期、昇給に関する事項を、書面を交付する方法によってスタッフに明示しなければならないことになっています。

また、常時10人以上のスタッフを使用する医院では、同様の事項について就業規則を作成し、明記しなければなりません。

このように、スタッフに個別に明示した労働条件の内容や、就業規則に「昇給は、毎年4月1日付けで基本給について行うものとする。ただし、業績の著しい低下その他やむを得ない事由がある場合には、この限りでない」などというように、医院の業績等を勘案した上で昇給を行うことがある旨の表現になっている場合は、必ずしも昇給を行う必要はありません。

なお、この場合でも、スタッフに対してはあらかじめ「業績不振のため、今年は、全員の基本給の改定を行わない」旨を通知しておくことが必要でしょう。

就業規則等に「昇給は、毎年１回、４月に行う」などのように定めている場合は、昇給しないことは認められないと解されます。まして、この規定にもとづき、これまで長期にわたって、毎年必ず昇給を行っており、スタッフの側も当然昇給するものと期待しているような場合には、スタッフの同意を得ないで給与を据え置くことはできないものと考えられます。

まず、個別の労働条件の内容や、就業規則に昇給について、どのような定めがなされているか確認してみてください。

Q4 休日日数を減らす代わりに、1日の勤務時間数を短縮することは可能か？

Q

当医院では、もっか年間の休診日を減らすことを検討しています。だからといって、スタッフの補充ができる状況でもありませんので、その場合は、今いるスタッフの年間の休日日数を減らすことになります。スタッフの年間の休日日数を減らす代わりに、1日の勤務時間数を短縮しようと考えていますが、可能でしょうか？

A

休日日数を減らすことは、スタッフの労働条件を不利益に変更することになるため、個々のスタッフの同意を得るか、もしくは変更にあたっての合理的な理由が存在していることが必要となります。

たとえば、1日の所定勤務時間が8時間で完全週休2日制、祝日も休日となっている場合であれば、祝日を勤務日にして休日日数を減らしても、週の所定勤務時間は40時間以内に収まりますので、勤務時間は法定労働時間内で設定がされており、問題ありません。

しかし、完全週休2日制から月3回週休2日制にするような場合には、週休2日制でない週が生じますので、所定勤務時間が40時間を超える週ができてしまいます。

そこで、このような問題点を調整するためには、労働基準法で定められている1ヵ月単位の変形労働時間制または1年単位の変形労働時間制を採用し、一定期間を平均した所定勤務時間が40時間以内になるようにする必要があります。

ご質問のケースでは、年間の総所定勤務時間を変えずに変形労働時間制を採用して、変形期間を平均した週の所定労働時間が40時間以内となるように、休日を設ければよいと思われます。

このように、変形労働時間制を採用すれば、１日の所定勤務時間を短縮することで、休日日数を減らすことも、法律上は可能となります。ただ、休日日数を減らすことは、労働条件の不利益変更に該当するという問題にかかわってきます。いずれにしても労働条件の不利益変更にあたっては、前記のとおり、個々のスタッフの同意を得るか、もしくは合理的な理由の存在が必要であるとされています。「労働条件を不利に変更する七つの判断基準（P70～71）」を総合的に考慮して、判断する必要があります。

スタッフが被る不利益の程度については、１日の勤務時間数が短縮されることによってスタッフが受ける利益と、休日日数が減少することによってスタッフが被る不利益の程度を比較して、総合的に判断することになります。

休日日数の減少が年間で数日程度であれば、不利益の程度は比較的小さいものと思われます。しかし、完全週休２日制でなくするなどのように、年間の休日日数が相当程度以上減るような場合には、スタッフへの十分な説明を行い、理解を得ることが大切です。

Q5 慣行として支給してきた退職金の支給を取りやめることは可能か？

Q

当医院では退職金に関する規定は設けておりませんが、これまで退職するスタッフに対しては、長年にわたり院長の裁量によって退職金を支給してきました。しかし、昨今の景気低迷の影響もあり、今後はこの退職金の支給を取りやめようと考えています。退職金規程もありませんので、問題はないと思われますが、いかがでしょうか。

A

退職金支給の慣行が成立していたと考えられますので、スタッフの同意を得ずに、一方的にその慣行を変更することはできません。

ご質問のケースについては、就業規則などに明確な定めがされていない場合でも、退職金の支給に関する労使慣行として成立していたとみなされる可能性が高いといえます。

労使慣行とは、企業社会一般または当該企業において、**一定の事実が相当期間にわたり継続して行われ、これに従うことが労使双方で当然とされている場合**をいいます。退職金の支給に関して、退職金規程はなくても、これまで退職してきた者にはほぼ全員に退職金が支給され、支給基準も同一であったような場合は、退職金支給の労使慣行が成立しているとされた裁判例もあります（昭和48・2・27　宍戸商会事件・東京地裁判決）。

一般的に労使慣行は、次の三つの条件を満たす場合に成立すると考えられています。

〔労使慣行を満たす三つの条件〕

①同種の行為または事実が、長期間反復継続して行われていること

②当事者がこれに従うことを明示的に排斥していないこと

③当該労働条件についてその内容を決定し得る権限を有し、またはその取り扱いについて一定の裁量権を有する者が、これに従うことを当然としている（これを規範と考えている）こと

労使慣行の変更にあたっては、スタッフとの交渉・話し合い、意見聴取などを通じて、慣行変更の合理性を十分に説明した上で、一定の猶予期間をおいて変更し、以後は当該慣行を認めないといった方法が必要となってきます。

ご質問のケースについても、相当の理由もなしに一方的に退職金の支給を打ち切ることはできません。しかし、景気低迷で経営が悪化したためなどのように、退職金支給を打ち切る相当な理由が存在するのであれば、スタッフに十分に事情を説明して、納得を得るように努めてみてはいかがでしょう。退職金支給を打ち切る相当な理由が存在する場合であっても、スタッフに十分な説明をせずに、一方的に退職金の支給を打ち切ってしまうと、退職金の不支給が法的に認められないということにもなりかねません。

Q6 15分程度の残業時間についても残業代を支払わなければならないか?

Q

当医院は、診療時間を午後6時までとしています。スタッフの終業時刻は、診療後のかたづけ時間などを考慮して、午後7時までとしています。最近になって、診療時間終了間際の診療が増えてきたため、スタッフのほとんどが、終業時刻である7時を10分から15分程度オーバーしているような状況です。このような15分程度の短い残業時間であっても、残業代を支払わなければならないのでしょうか?

たとえ日々の残業時間が15分程度であったとしても、その時間に相当する分の残業代を支払わなければなりません。

A

労働基準法では、前述のとおり、**給与について全額払いの原則**を定めています（P67〜68）。スタッフが勤務した時間に対しては、その時間相当分の給与の全額を支払わなければなりません。たとえ15分程度の短い時間数であったとしても、これを切り捨ててしまうようなことは、労働基準法に違反することになってしまいます。

ただし、1ヵ月間の残業時間数の合計に1時間未満の端数がある場合に、30分未満の端数を切り捨て、30分以上を1時間に切り上げる方法については、事務の簡便化を目的とす

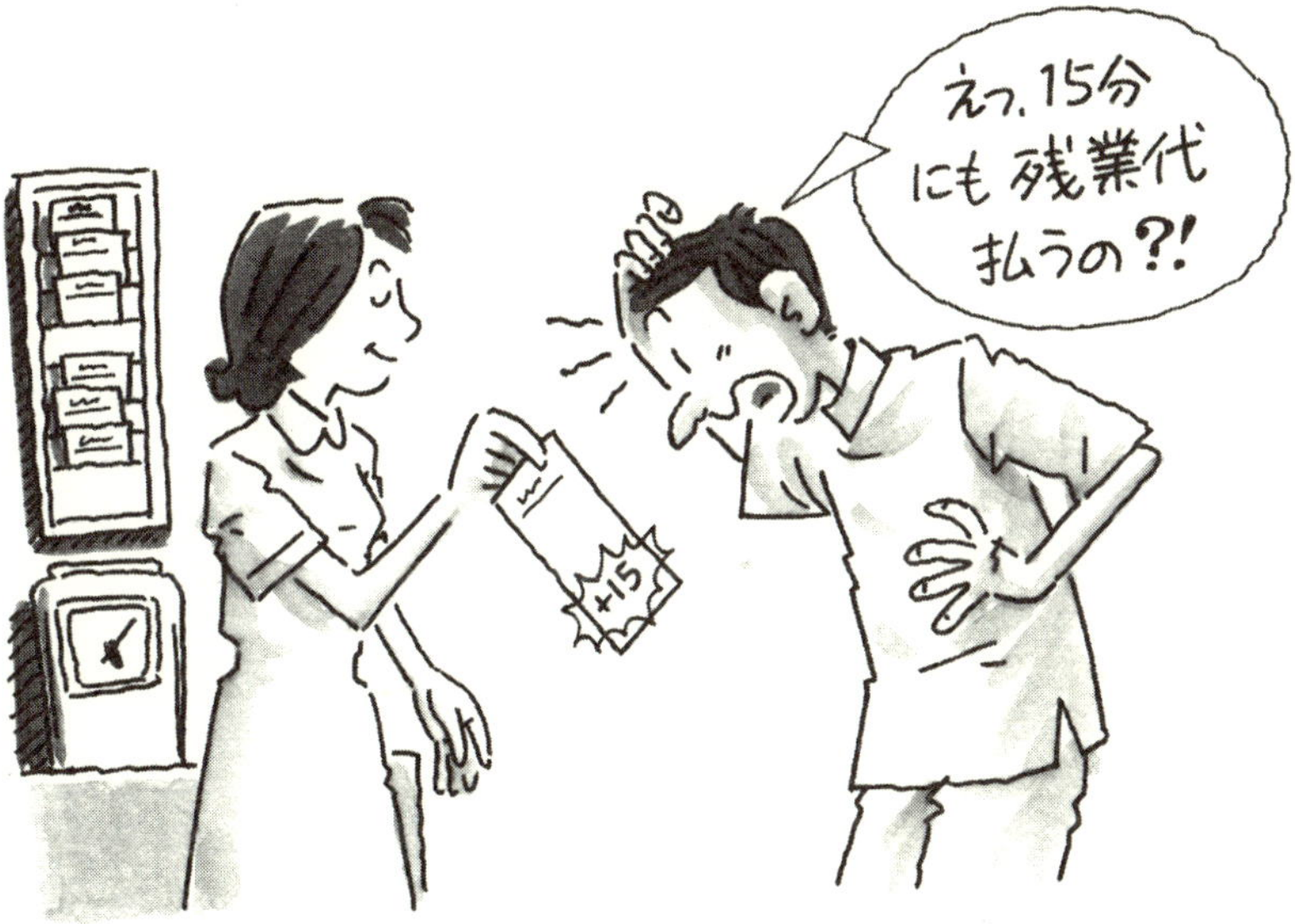

るものとして認められています。スタッフにとっては、切り捨てされることによって不利になることもあれば、切り上げによって有利になることもあるので、例外的に認められているものです。

この端数処理は、給与計算期間の残業時間数を合計した時間数に端数がある場合に限って認められたものですので、毎日の残業時間について同様に端数処理をすることまで認めたものではありません。

たとえ10分であっても、15分であっても、スタッフが労働した時間相当分の給与を支払う義務があります。

Q7 早出についても残業代を支払う必要があるのか?

Q

当医院の1日の労働時間は、午前9時から午後6時まで(休憩1時間)の8時間です。当医院では午後6時をすぎて残業した場合に残業代を支払っていますが、午前9時より前に医院内の清掃のために早出勤務した時間については、残業代を支払っていません。医院内の清掃は、スタッフが週交代で当番につき、始業時刻前30分間にわたって行うことが慣行となっています。スタッフから、この早出による清掃時間についても、残業代を支払う必要があるのではないかと指摘されましたが、はたしてその必要があるのでしょうか?

A

〝早出〟や〝残業〟などの名称にかかわらず、1日8時間を超えて労働させた時間に対しては、残業代を支払う必要があります。

始業時刻前に30分間清掃をし、その後終業時刻まで通常どおりの勤務に就くと、その日の労働時間数は8時間30分になりますので、8時間を超えた30分間については、2割5分以上の割増率で計算した残業代を支払わなければなりません。

ちなみに、労働基準法で労働時間とは、使用者の指揮命令に従って勤務する態勢にある時間の中で、休憩時間を除いた時間のことをいいます。始業時刻前の朝礼や、作業の準備

〔８時間を超える労働について〕

労働基準法では、早出か、残業かなどの名称にかかわらず、１日８時間を超えて労働させた時間に対しては、通常の給与額の２割５分以上の割増率による残業代を支払わなければならないとされています。


時間など、本来の業務以外の業務に就く時間であっても、労働時間とされます。

労働時間に当たるか否かは客観的に判断されますので、就業規則などで労働時間とされた時間が、そのまま労働時間として扱われるわけではありません。

ご質問の始業時刻前の清掃時間についても、本来の業務に就く時間ではありませんが、作業のために必要な時間として慣行となっていることからすると、その時間については労働時間として、相当する分の給与を支払う必要があると考えられます。

では、スタッフが自発的に早出をして医院内の清掃を行っているような場合はどうでしょう。この場合も、院長がその事実を知りながら黙認していたようなときには、同様に労働時間になると考えられます。

スタッフが自発的に行っていることに対してまで、給与を支払いたくないということであれば、自発的な早出残業をしていることを黙認せずに、しないように明示的に指示し、それが行われているときには、中止を求めるなどの措置が必要です。

Q8 白衣に着替える時間も早出残業となるのか?

Q

当医院では、歯科医師や歯科衛生士のスタッフ全員について、業務に就く場合は、その前に所定の白衣に更衣をするよう義務づけています。あるスタッフから、更衣に要する始業時刻前の5分間についても、早出残業として残業代を支給してほしいとの要望がありましたが、業務に就く前の更衣時間も、早出残業としなければならないのでしょうか。

A

業務の性質上着用が義務づけられているものであるため、給与の支給対象となる労働時間に含まれると解され、早出残業として扱う必要があります。

一般的な着替えに要する更衣時間は、任意のものであれば使用者の指揮命令下にある時間とはいえませんので、更衣のために始業時刻よりも早く出勤したからといって、その時間を早出残業として扱う必要はありません。

ただし、次のようにあらかじめ着用が義務づけられている場合には、給与の支給対象となる労働時間として扱い、更衣のために早出をしたのであれば早出残業として、その分の残業代を支払わなければなりません。

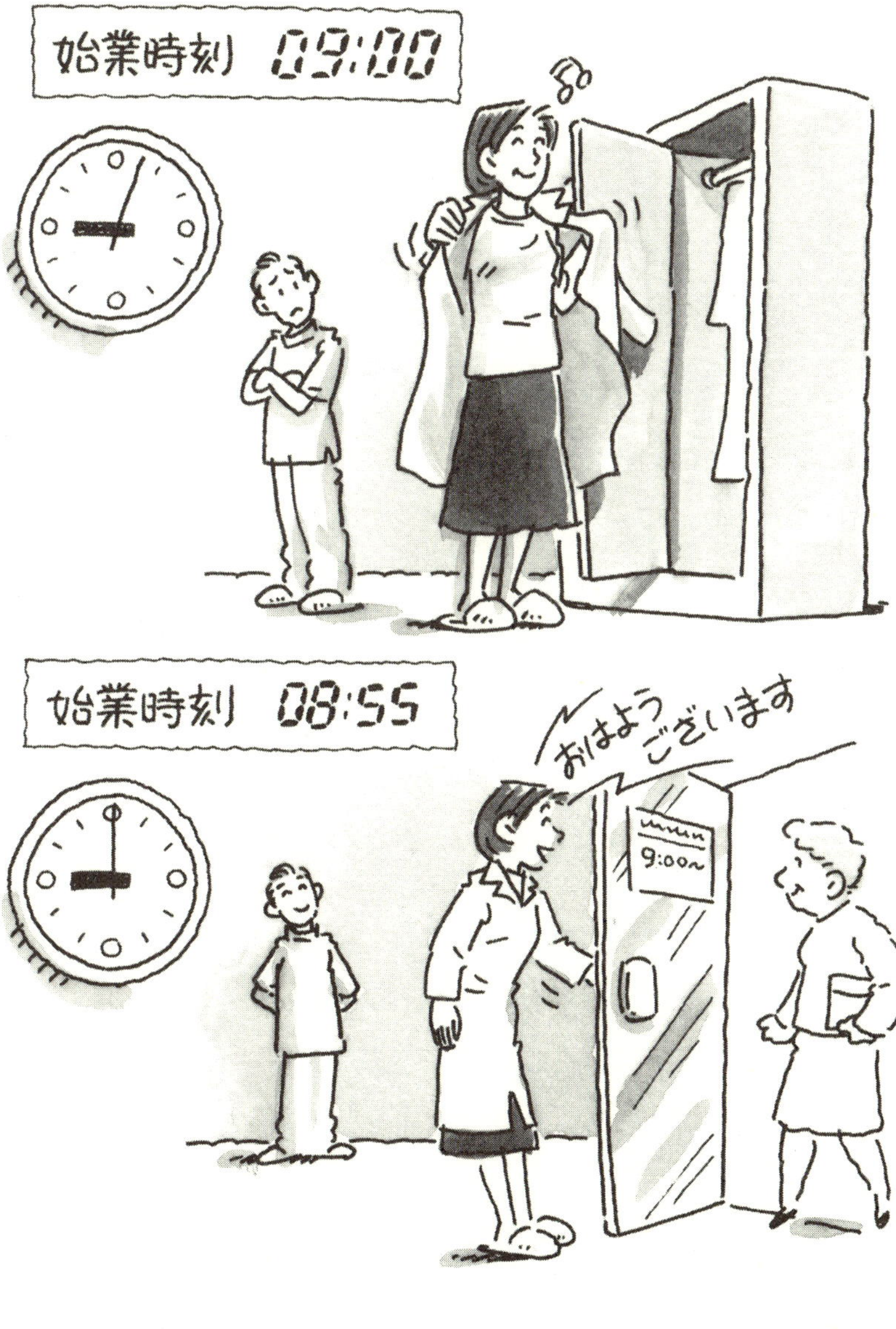
始業時刻 09:00
始業時刻 08:55
おはよう ございます
9:00〜

白衣の着用が給与支給対象となる条件

①使用者の命令として、一定の時間までに所定の更衣室において更衣したうえで、業務に従事することが義務づけられており、かつ所定の制服等を着用していないと就労が禁止されるような場合
②一般の事務職と異なり、その業務の性質上特殊な服装をしなければならない場合
③労働安全衛生法等、法令上着用が義務づけられている服装等がある場合……など

ご質問にある白衣への更衣時間は、業務の性質上着用が義務づけられているものでもあり、逐一医院から白衣への更衣が指示されていないとしても、一定の強制力があり、給与の支給対象となる労働時間に含まれると解されます。したがって、歯科医師などのスタッフが、白衣への更衣のために始業時刻前に出勤しているのであれば、この時間は早出残業として扱い、残業代を支給しなければならないということになります。

とはいっても「日々の更衣に要する5分前後の時間についてまで、いちいち残業代を支払うなんて冗談じゃない」と考えられる院長先生も多いことでしょう。そうであれば、せめて**毎日の始業時刻を5分早めた時刻に設定し直す**とか、**始業時刻開始後の更衣を認める**などの措置を考えてみてはどうでしょう。何の措置もせずにいて、ある日突然労働基準監督署から更衣時間に対する給与の支払命令なんかを受けてしまうと、過去2年間に遡って支給しなければならないということにもなりかねません。

Q9 出張でいつもより早く自宅を出た場合も、残業代を払う必要があるのか？

Q

スタッフに県外で開催される会合に出席してもらうため、自宅から直接会合場所に赴いてもらうよう出張を命じたところ、このスタッフから
「場所が遠いため、通常の出勤時よりも、1時間早い時間帯に自宅を出発しなければなりませんから、その1時間分の早出残業代を払ってほしい」
と申し出がありました。通常の出勤時よりも早く出発した分の1時間については、やはり早出残業代を支払わなければならないのでしょうか。

A

自宅から出張先へ向かう時間は、どんなにいつもより早い時間帯に自宅を出発しようとも、原則としては残業代の支払は必要ありません。

自宅から出張先への移動時間については、スタッフは一定の時刻までに一定の目的地に着くべき命令を医院から受け、そのため一定の列車・航空機などに乗って旅行しなければならないという拘束や、乗り物に乗車中は乗り物を出て自由に行動できないという一定の場所的拘束を受けているという事実はあるものの、その到着までの時間は眠っていようが、飲食をしようが、読書をしようが、まったく自由な時間となっています。

したがって、この時間は業務に従事していない**休憩時間と同様に、給与の支給対象となる労働時間にはならない**とされています。

裁判例においても「出張の際の往復に要する時間は、労働者が日常出勤に費やす時間と同一性質であると考えられるから、右所要時間は労働時間に算入されず、したがってまた、時間外勤務の問題は起こり得ないと解するのが相当である」という判決がなされているとおりです。

ただし、出張先までの移動のための時間であったとしても、物品・現金・有価証券・機密書類、その他の重要書類や物品等を運搬すること自体が目的であって、移動中常にその運搬物を厳重に保管していなければならず、それらを無事支障なく送達するのが出張の用務である場合については、移動時間も通常の業務を遂行している時間と同様に、給与の支給対象となる労働時間とみなされる場合があります。この場合には、残業代の支払などの措置が必要となってきます。

ご質問の場合でも、県外で開催される会合に出席することが目的であって、会合場所まで物品の運搬等別段の用務を命ぜられていないというのであれば、いつもより1時間早く自宅を出発したからといって、これを早出残業として残業代を支払う義務はない、ということになります。

また、翌日の朝から出張先での業務に従事できるようにするため、たとえば前日の休日に出張先まで移動することもありますが、この場合でも前記と同様に、物品の運搬等別段の用務を命ぜられていないかぎりは、休日勤務として取り扱う義務はないということになります。

ただし、早朝から出張先へ直行する場合や、休日に出張先まで移動する場合は、スタッフにとっては通常の労働時間よりも多くの負担を要することになります。それに要する時間は、残業や休日勤務として扱わないとしても、**何らかの手当を支給する**などの方法で報いることが妥当であると考えられます。

なお、自宅から出張先へ直接赴く時間帯に交通事故にあった場合などは、通勤災害ではなく労働災害として扱われます。出張中は、その用務の成否や遂行方法について、包括的に事業主である医院が責任を負っているので、出張過程の全般について事業主の支配下にあり、積極的な私用・私的行為・恣意行為を除き、業務遂行性が認められることになるからです。

Q10

時間外に行う任意参加の研修時間についても残業代の支払が必要か？

Q

当医院では、患者管理のためのシステムを新たに導入することになりました。この新しいシステムを使用することになるスタッフに対して、新システム導入研修を行いたいと考えています。しかし、日中は業務が忙しいので、診療受付時間終了後の通常の勤務時間外である時間帯に実施したいと思います。スタッフの中にはこういったシステムに詳しく、すでに新システムを使いこなす能力を有している者もいますので、研修への参加は希望者のみに絞る予定です。スタッフ全員に参加を強制しているものではないので、勤務時間外に行う研修の時間は残業として扱わなくてもよいと考えていますが、いかがでしょうか。

参加しないと、その後、システムを利用することができず、業務遂行に支障を及ぼすようであれば残業として扱い、研修に要した時間分の残業代を支払わなければなりません。

A

残業代を支払わなければならない時間であるか否かは、使用者である医院の指揮命令下にある時間であるか否かにより判断されることになります。

ご質問のように、希望者に限定して行う研修は、希望しなければ研修に参加しなくてもよいということになりますが、その実態が、たとえ建前上は参加自由とされていても、現実には参加せざるを得なかったという状態であれば、使用者である医院の黙示の指揮命令下にあったといえることになり、残業代を支給しなければなりません。

医院の指揮命令下にある時間かどうかを具体的に判断するには、研修への参加が事実上義務づけられていたかがカギとなります。たとえば、参加しないと、今後の業務遂行に直接的な不都合が生じるとか、参加しないことを理由に不利益な評価を受ける、というようなことがある場合は、参加が事実上義務づけられていると認められる可能性が高くなるでしょう。

ご質問の場合、新システム導入後は、そのシステムにより患者の管理を行うのですから、そのシステムを使いこなせていなければ、自分が受け持つ患者の診療履歴もわかりませんし、その日の患者の診療予約状況もわからないかもしれません。

そうなると、新システムを使いこなせないことによって、人事評価上のマイナスの評価を受けることも想定されます。そうした状況であれば、新システム導入のための研修への参加は、事実上義務づけられていたとみるのが妥当でしょう。

また、この研修は、今後の業務を遂行していく上で欠かせないものであり、研修自体が業務そのものの性格を有しているといえます。したがって、建前上は参加の自由を謳っていても、この時間外に行われる研修時間は残業時間として扱うべきものであり、その時間に相当する残業代は支払ってしかるべきでしょう。

◆パートタイマーの労働条件に注意を！

雇用情勢も回復傾向にあるとはいえ、依然として全雇用者に占めるパートタイムスタッフの割合は高いままです。

雇われる側も、仕事に関する考えが多様化していることもあり、自らパートタイムでの勤務を希望する者も以前よりも増えてきています。雇う側としても、人件費の抑制や雇用調整がしやすいなどの観点から、パートタイムとしての雇用を希望する声がよく聞かれます。この傾向は今後も大きく変わることはないでしょう。

一口にパートタイムといっても、働く動機や姿勢はさまざまです。家庭の都合や二足のわらじを履く人など、現在のライフスタイルやライフステージからパートタイムのほうが好都合というグループと、本来はフルタイムでの勤務を希望しているものの、各企業の人件費削減のあおりで、その門戸を閉ざされたグループとに二分されているのではないでしょうか。

今後は、働く人の就労意識が多様化してきていることから、前者に属する人の割合が増えてくると考えられます。そうなってくると、フルタイムとしての勤務を望まないパートタイマーにも、優秀な人材が出てくることが当然のことながら想定されます。

つい最近、ある上場企業で、パートタイマーで入社した女性が社長に昇格というニュースが世間を驚かせました。大手企業でも、自社のパートタイマーや契約社員を正社員に転換させる動きが活発になりつつあります。景気回復を受け、退職する団塊世代の穴埋めも視野に、パートタイム労働力は、にわかに人材掘り起こしの舞台になりつつあります。

歯科医院においても、パートタイムスタッフにも単なる補助的な役割だけでなく、医院の貴重な戦力として勤務してもらうための戦略を練っておく必要がありそうです。

とかく、パートタイムスタッフの労働条件は冷遇されがちですが、必要人材としての活躍を望むのであれば、まずは、パートタイムスタッフであっても、雇用するに当たって医院が守るべき最低限のルールはしっかりと押さえておきましょう。

労働基準法をはじめとした労働法は、フルタイムスタッフにしか適用されないという法律ではありません。パートタイムスタッフであっても、労働法の適用は受けますし、もちろん年次有給休暇なども保障されています。もはや、「パートタイム＝勤務時間が短い＝補助的業務」という定義が通用しなくなりつつあります。

勤務時間が短いだけで労働条件に差をつけるのではなく、勤務時間数のみならず、期待する役割や責務などを総合的に考慮した上で、労働条件を決定することが、身近にいる優秀人材を医院の戦力として確保し続けるための必要条件となるでしょう。

Q1 パートタイマーの時間給を契約更新時に引き下げることはできるか？

Q

当医院では、パートタイムスタッフの労働契約を1年度（4月1日から翌年3月末日まで）ごとに見直し、必要に応じて更新しています。当医院では経営状況等の事情から、このたび1月から常勤スタッフの給与水準の引下げを行ったところです。

これに伴いパートタイムスタッフについても、次の更新時である4月以降の時間給の額を引き下げようと考えています。問題はありますか。

A

契約期間が明確であり、契約更新のつど、労働条件の見直しが行われている場合には、契約更新時に時間給を引き下げることは可能です。

一般に、期間の定めのない労働契約を締結した常勤のスタッフについては、給与等の基本的労働条件の切下げをするためには、切り下げなければならない合理的な理由があるか、または個々のスタッフの同意を得るかの、どちらかが必要とされています。

ただし、パートタイムスタッフなど期間を定めて雇用している場合であって、その労働契約を更新する際には、新たな労働条件によって労働契約を締結することが認められます。

したがって、**更新の際に、給与（時間給）水準の引き下げを行っても、必ずしも違法とは**

なりません。なぜなら、更新にあたって、従前の労働契約はいったん破棄され、新しい労働契約が締結されるからです。このときに、パートタイムスタッフが新しい労働条件である引き下げた額の時間給に同意できないといった場合には、労働契約が成立しないということになります。

〔注：自動的に契約が更新されていた場合〕

ただし、更新の手続（更新のつど、新たな労働条件を提示し、労働契約の再締結をするなど）をせず、契約期間が切れたときに自動的に契約を更新してきた場合には、期間の定めのない労働契約と異ならないとみなされてしまいます。

この場合は、前記の常勤スタッフと同様に、時間給を引き下げなければならない合理的理由があるか、または個々のパートタイムスタッフの同意を得ないかぎりは、前契約期間と同じ時間給を支払わなければならないことになります。更新の際に、時間給の引下げが予定されているか否かを問わず、パートタイムスタッフなど、期間を定めて雇用しているスタッフの契約更新の手続については、ルーズにならないように留意しましょう。

契約更新に伴い労働条件を変更する場合には、契約更新直前ではなく、可能なかぎりの時間的余裕をおき、早目に変更がありうることを説明すべきです。医院側の事情を十分に説明し、理解を求める姿勢をとることが、良好な労使関係構築のためにも重要です。

Q2 パートタイムスタッフと常勤スタッフの給与格差は違法か？

Q

当医院のパートタイムスタッフから「常勤のスタッフと同様の業務に従事しているのに、給与に差がありすぎるのは違法だ」との苦情がありました。確かに、このパートタイムスタッフは、常勤スタッフと業務の内容が大きく異なることはありません。ただし、採用方法などは常勤スタッフと異なり、責任の程度も違います。このような場合であっても、パートタイムスタッフと常勤スタッフの給与に格差を設けることは、違法なのでしょうか。

A

パートタイムスタッフと常勤スタッフとの給与格差は違法ではありませんが、パート労働法では、常勤スタッフとの均衡を考慮した処遇を行う努力をするように求められています。

パートタイムスタッフの給与は、基本的に労働契約にもとづいて時間給等で決められるものです。時間給は、職務の難易度、経験年数、能力を加味しながら決めている例が多いようです。しかし、常勤か、非常勤かなどの雇用形態が異なるスタッフの労働条件について、異なった取り扱いをすることは一般的によくあります。

ただし、同一の業務に従事しているにもかかわらず、パートタイムスタッフか常勤スタッフかだけの違いで、給与に著しい格差を設けるのは、違法とまではいえませんが是正すべきでしょう。パート労働法でも、職務が同じパートタイム労働者について、次のような正規労働者との均衡を考慮した処遇を行う努力を求めています。

〔パート労働法が求める処遇〕

①人材活用の仕組みや運用（人事異動の幅・頻度・役割の変化など）が正規労働者と実質的に異ならないパートタイム労働者／パートタイム労働者と正規労働者との間の処遇の決定方法を合わせる（同一の処遇決定方式にする）などの措置を講じた上で、意欲・能力・経験・成果などに応じて処遇するように努めること

②人材活用の仕組みや運用などが正規労働者と異なるパートタイム労働者／パートタイム労働者の意欲・能力・経験・成果などに応じた、処遇についての措置などを講ずることによって、正規労働者と処遇の均衡をはかるように努めること

ご質問のケースでは、パートタイムスタッフと常勤スタッフとでは、従事する業務の内容がほぼ同じとはいうものの、採用過程や責任の程度が異なるようです。パートタイムスタッフの経験年数や能力などから、常勤スタッフとの給与格差があるとしても、それは合理的な範囲にとどまっているかを、改めて検討する必要があるでしょう。

なお、苦情が出ているということは、パートタイムスタッフが自身の処遇を納得して受け入れていないということですから、医院の処遇制度についての説明を十分に行い、何にもとづいた給与格差なのか、ということについて理解を得る必要があるでしょう。

Q3 パートタイムスタッフも、常勤スタッフと同様に、雇用保険への加入が必要か？

Q

当医院では、パートタイムスタッフを雇用することにしましたが、パートタイムスタッフであっても、一般のスタッフと同様に、雇用保険に加入させなければならないのでしょうか？

A

パートタイムスタッフでも、一定の要件を満たした場合には、雇用保険に加入させなければなりません。

パートタイムスタッフなど、短時間の勤務に就く者であっても、次ページにあげる二つの要件を満たせば、雇用保険に加入させなければならないことになっています。

次ページⓒの、たとえば3ヵ月などと、短期の契約期間を定めて雇用される者であって、雇い入れの目的、その事業所の同様の労働契約にもとづき雇用される者の、過去の就労実績などから判断して、1年以上反復して雇用されることが見込まれる者、また、当初の雇入時には、1年以上反復して雇用されることが見込まれない場合であっても、その後の就労実績などから考えて、1年以上反復して雇用されることが見込まれることとなった場合には、その時点から雇用保険が適用されることになります。

　パートタイムスタッフの場合は、どのような労働条件で勤務させるかによって、雇用保険に加入させるか否かの判断が異なります。なお、パートタイムスタッフの１週間の所定労働時間数や年齢によって、右表のように雇用保険の被保険者区分が異なり、退職した場合に受けられる失業給付の基本手当の受給資格や所定給付日数等が異なります。

　雇用保険は、パートタイムスタッフであっても、前記の要件を満たした者は加入しなければなりません。本人が保険料を負担したくないから加入を希望しない場合でも、加入要件を満たす場合は、医院としては雇用保険の加入手続をしなければなりません。

〔雇用保険の被保険者区分〕

1週間の所定労働時間＼年齢	65歳未満	65歳以上*
30時間以上	一般被保険者	高年齢継続被保険者
20時間以上30時間未満	短時間労働被保険者	高年齢短時間労働被保険者

*65歳から引き続き同一の事業主に雇用されている者にかぎります。65歳以降新たに雇用された者は被保険者となりません。

〔雇用保険加入が義務づけられる条件〕

①1週間の所定労働時間数が20時間以上であること
②1年以上引き続き雇用されることが見込まれること（次のⓐ～ⓒのいずれかに該当する者）
ⓐ契約期間の定めなく、雇用される者
ⓑ契約期間が1年以上である者
ⓒたとえば3ヵ月など、短期の契約期間を定めて雇用される者であって、労働契約の中に契約期間の更新規定が設けられている者（1年未満で雇い止めされる規定がある場合を除く）

第4章

休暇・有給休暇・産休・育休に関するルール

◆休暇に対する正しい知識と対応を！

厚生労働省の調査によると、年次有給休暇の取得日数は、年々低下してきているそうです。取得率や取得日数は、企業規模によって違いが生じ、大企業ほど取得率は高く、中小企業になるほど低くなるという傾向があります。

小規模医院では、一人のスタッフに年次有給休暇を取得されると、そのスタッフの分担をカバーする代替者がいなくて、仕事に支障が生じてしまうということもあるでしょう。

しかし、年次有給休暇は、労働基準法によって付与が義務づけられた唯一の有給の休暇です。スタッフは、年次有給休暇を取得したいと医院に申し出るだけで、取得が可能であり、医院側の承認の如何は問われません。医院としては「人手が足りないから」などの理由で、スタッフの年次有給休暇の取得を拒むことは許されていません。

ただし、医院を経営していくにあたっては、業務量と人員数との調整も当然に必要になります。そのような場合は、医院としてはスタッフの年次有給休暇取得の申し出に対して、「**時季変更権**」を行使することが認められています。スタッフから年次有給休暇を取得したいとして指定された時季に、年次有給休暇を与えることが事業の正常な運営を妨げる場合は、他の時季に与えることができるとされているものです。

この「事業の正常な運営を妨げる場合」に該当するかについては、個別的・具体的に判断されることになりますが、単に「忙しいから」というだけでは不十分です。そのスタッフが年次有給休暇を取得することで、医院の業務に大きな影響を与えるとか、相当の努力をしても代替要員の確保が困難な状況にある、という理由が必要となります。

また、年次有給休暇をどのように利用するかについても、医院が干渉することはできませんし、スタッフは、医院に対して利用目的を告げる必要もありません。病気療養のため、旅行のため、友人の結婚式のため、知人の葬式のため、ときにはアルバイトをするために、年次有給休暇を申し出てくる場合もあるかもしれません。そうであったとしても、医院は事業の正常な運営に支障が生じないかぎりは、指定された時季に年次有給休暇を与えなければならないのです。忙しい時期に、年次有給休暇の取得を申し出られて困ることがないよう、普段から年次有給休暇を利用しやすい状況にあることが望まれます。

年次有給休暇は、もともとスタッフの心身の疲労を回復し、さらに労働力の維持培養をはかることを目的として設けられた制度です。疲れがたまった状態で労働意欲や作業効率が落ちた状態を続けるよりも、年次有給休暇が取得できるときには取得しやすい環境をつくってあげ、スタッフにリフレッシュしてもらったほうが、結果としては医院の活性化にもつながるのではないでしょうか。

Q1 当日になって請求された年次有給休暇は与えなくてもよいか？

Q

当医院のスタッフは、当日の朝になって電話で年次有給休暇の申請をしてくることがたびたびあります。当医院ではスタッフの数に余剰はありませんので、スタッフが年次有給休暇を取得したときには、その日に代わって勤務してくれるパートスタッフにきてもらわなければなりません。当日の朝になって年次有給休暇の申請があっても、代わりのパートスタッフを頼む時間的余裕がありませんので、医院としては、当日の年次有給休暇の申請については認めたくありません。このような取り扱いは、何か問題があるでしょうか？

A

当日の始業時刻直前になって、電話で年次有給休暇の申請がされた場合、これを認めないこととしても、時季変更権の行使が認められ、違法性はないと考えられます。

年次有給休暇は原則として、スタッフが請求した時季に与えなければならないものとされています。これをスタッフの「時季指定権」といいます。これに対し、使用者である医院には、年次有給休暇の「時季変更権」があります（P100）。

この「事業の正常な運営を妨げる」場合であるか否かの判断は、医院の規模、そのスタッフの担当する業務の内容、業務の繁閑の度合、代替要員の配置の難易などを考慮して判断されます。特別に繁忙なときや、多数のスタッフが同一時季に年次有給休暇を請求した場合などは、事業の正常な運営を妨げる場合に該当するといえるでしょう。

医院にとっては、スタッフの年次有給休暇の請求から行使までの間に、時季変更権を行使するか判断する時間的余裕が必要です。このためスタッフは、医院が時季変更権を行使し得るための時間的余裕を残して、年次有給休暇の請求をする必要があります。

つまり、当日の朝になって、電話で年次有給休暇の請求があったときに、これを認めないこととしても、使用者である医院の時季変更権行使の正当性が容認される可能性が高く、違法性はないといえます。ただし、スタッフの人員に余剰があり、そのスタッフが年次有給休暇を取ったとしても、医院の正常な運営を妨げるようなことがないのであれば、当日の朝になって請求された年次有給休暇であっても、与えなければなりません。

通常「年次有給休暇の請求は、年次有給休暇を取得しようとする日の前日までに行わなければならない」としている例が多く、これがもっとも妥当なものといえるでしょう。

前日までに請求があれば、代替スタッフに勤務を要請するなど、時季変更権を行使する必要があるか否かを判断する必要最小限の時間は、確保されるのではないでしょうか。

スタッフが年次有給休暇を取得しても医院の運営が困ることのないように、またスタッフも年次有給休暇を取得する際には、いつまでに請求しなければならないかを、就業規則などに明確に定めておいたほうがよいでしょう。

Q2 年次有給休暇を一斉に与える計画年休制度の導入に必要な手続は？

Q

当医院では、これまで夏季休日を3日間としていましたが、今年から土・日を含めて連続で7日間休みが取れるよう、2日間の年次有給休暇を一斉に取得してもらう計画年休制度の導入を考えています。計画年休の実施には、どのような手続が必要となるのでしょうか。また、採用後間もないスタッフは、まだ年次有給休暇が発生していませんが……。

A

労使協定を締結することが必要となります。この場合、年次有給休暇の権利が発生していないスタッフについては、特別に有給の休暇等を付与するか、もしくは休業手当を支給しなければなりません。

年次有給休暇の使用は、原則として個人の自由に任されています。

計画年休とは、上司や同僚の目を気にして、年次有給休暇が取得しにくいといわれる日本の労働環境を考慮し、年次有給休暇取得を促す意味で、あらかじめ計画的に、職場で一斉に、または交代で休暇を使用する制度のことをいいます。

ただし、計画年休の対象となるのは、スタッフが保有する年次有給休暇の残日数のうち5日を超える部分にかぎられます。つまり最低5日は、病気や私用など個人の事情に応じて使えるように残しておかなければならない、ということです。

また、この計画年休を実施するためには、計画年休の付与方法などについて、あらかじめ医院のスタッフの過半数を代表する者と、書面により締結する労使協定に定めておかなければなりません。

この労使協定に定める計画年休の付与方式としては、次のようなものがあります。

〔計画年休の付与方式〕

①**医院全体の休業による一斉付与方式**／ゴールデンウイークの周辺や盆などの時期の労働日を計画年休の対象とし、医院のスタッフ全員が一斉に年次有給休暇を取得し、医院も休業にするというもの

②**班別・グループ別の交替制付与方式**／スタッフをいくつかの班やグループに分け、１班は８月12日～13日まで、２班は８月16日～17日までというように、計画年休を振り分けるというもの

③**計画表による個人別付与方式**／それぞれのスタッフに希望を聞き、医院全体の人員数等の調整をした上で、個人ごとに年次有給休暇取得日を指定し、その指定された日に計画年休を取得するというもの

このような計画年休に関する労使協定が締結されると、この労使協定の内容は労使双方

を拘束することになります。したがって、これに反対するスタッフも、労使協定で定めた日に年次有給休暇を取得することになり、別の日に年次有給休暇を取得したいと申し出てきたとしても、これを拒むことができます。

また、計画年休として指定した日に、スタッフを就労させる必要が生じたとしても、医院は時季変更権を行使できません。

計画年休では、このようにスタッフによる年次有給休暇の時季指定権や、使用者である医院による年次有給休暇の時季変更権は、排除されるのが原則となっています。

なお、採用後間もないために、まだ年次有給休暇の権利が発生していないスタッフについては、その間をあらかじめ有給の休日として定めるか、もしくは特別に有給の休暇を付与するなどの措置をしないかぎり、使用者である医院の責に帰すべき事由による休業として、休業手当（平均賃金の60／１００相当額）を支払わなければならないとされています（P107参照）。

計画年休は、年次有給休暇のうち5日を超える部分であることとされていますので、年次有給休暇の権利が発生していたとしても、すでにその大部分を取得してしまっていて、計画年休のための日数が足りなくなってしまっているスタッフについても同様です。

Q3 年次有給休暇を分割して与えることは可能か?

Q

当医院では、新規採用のスタッフに対する年次有給休暇を、採用時とその6ヵ月後の2回に分割して、与えようと考えていますが可能でしょうか。

A

採用初年度の年次有給休暇にかぎっては、分割付与することが可能です。ただし、年次有給休暇の日数が、労働基準法の基準を下回ることのないよう注意してください。

年次有給休暇の分割付与とは、初年度の年次有給休暇を、本来の最初の基準日（採用日から6ヵ月経過後）より以前に一部前倒して与え、6ヵ月経過後に残りの日数を与えるなど、本来与えるべき年次有給休暇の日数を、一部前倒しして付与することをいいます。

新規採用者に、採用後すぐに年次有給休暇の一部でも分割して付与することは、労働福祉の向上にもつながります。また、全スタッフの年次有給休暇の付与日の統一にもつながり、年次有給休暇日数管理などの事務処理簡便化のためにも、有効な手段となります。

たとえば、4月1日に新規採用したスタッフについては、採用時に年次有給休暇を分割して5日付与し、6ヵ月継続勤務した10月1日に、残りの5日の年次有給休暇を与えるなどのように、初年度の年次有給休暇のうち、何日かを前倒しして付与するわけです。ただし、分割付与した場合には、最初に付与した日から1年経過後（この例では翌年の4月1日）に、11日の年次有給休暇を付与しなければならないことになります。年次有給休暇を分割して付与する場合は、以下の要件をすべて満たしている必要があります。

年次有給休暇分割付与の際に満たすべき要件

①年次有給休暇の分割付与は、採用初年度に発生する年次有給休暇にかぎられる。翌年度以降に発生する年次有給休暇の分割付与は認められない。
②年次有給休暇の一部を前倒しして付与した際の残りの日数は、採用日から6ヵ月を経過する日までにすべて付与しなければならない。
③翌年度分の年次有給休暇は、分割付与した初回の付与日から1年以内に付与する。4月1日に採用したスタッフに対して、採用日である4月1日に4日付与し、その6ヵ月後の10月1日に6日付与した場合は、翌年度の4月1日に年次有給休暇を11日付与しなければならない。
④出勤率の算定の際には、短縮された期間はすべて出勤したものと取り扱う。4月1日に採用したスタッフには、採用日の4月1日に5日付与し、その3ヵ月後の7月1日に5日付与する場合には、法定の付与日である10月1日より3ヵ月間前倒しして付与することになり、この前倒し期間は、すべて出勤したものとみなして計算しなければならない。

Q4 日曜日の慰安旅行への参加も休日労働になるのか？

Q

当医院では、休診日を利用して慰安旅行を実施するのが毎年の慣例となっています。今年も実施を予定している旨をスタッフに伝えたところ、あるスタッフから「慰安旅行はスタッフ全員が参加しているものなのだから、休日出勤手当を支払ってほしい」との申し出がありました。福利厚生の一環として行っている慰安旅行参加の時間に対してまで、給与を支払わなければならないのでしょうか？

A

休日の慰安旅行であっても、スタッフに参加を強制しているようであれば、その時間は労働時間となりますので、給与の支払義務が生じます。

院長としては、スタッフが喜ぶと思って企画した、慰安旅行に参加した時間に対してまで、給与を支払わなければならないというのは、腑に落ちないものがあるでしょう。

たしかに、慰安旅行への参加が、医院の命令によるものでもなく、強制的に参加させているものでもなければ、その時間は業務に従事している時間とはいえませんので、給与の支払義務は生じません。

しかし、慰安旅行であっても、参加している時間が、使用者である院長の指揮命令下において業務に従事している「労働時間」にあたると判断される場合には、給与の支払義務が生ずることになってしまいます。慰安旅行に参加している時間については、次の条件をすべて満たしている場合には「労働時間」に該当すると判断されます。

〔慰安旅行が〝労働時間〟にあたる条件〕

①慰安旅行にスタッフを参加させることが、医院の運営に社会通念上必要と認められる
②スタッフが慰安旅行に参加することが、事業主である院長により強制されている。参加が強制されていると認められるためには、次の条件を満たすことを要する
ⓐ慰安旅行が、医院所属スタッフ全員の参加により、定例的に行われるものである
ⓑ慰安旅行参加当日は、通常の出勤と同様に取り扱われ、参加しない者については、欠勤として取り扱われたり、ボーナスや昇給の際に不利益な取り扱いがある

したがって、スタッフ全員参加を呼びかけている場合でも、参加・不参加に任意性があり、慰安旅行への参加が特別な苦痛をともなうようなものでない場合には、必ずしも労働時間として扱わなくてもよいでしょう。あくまでも、福利厚生の一環としての行事と考えられ、これは、慰安旅行の費用を医院が全額負担としている場合についても同様です。

ご質問の場合についても、参加がスタッフの自由な判断に任されており、不参加であっても何らかの不利益が生じないというのであれば、慰安旅行への参加時間は労働時間とはみなされませんので、休日出勤手当を支払う必要はありません。

Q5 生理休暇の取得日数や回数を制限できるか？

Q 毎月決まって数日の生理休暇をとるスタッフがいますが、本当に働くことが著しく困難なために生理休暇をとっているのか疑わしいので、日数や回数を制限したいのですが、かまいませんか？

A 生理日の休暇の取得日数や回数を、制限することはできません。

生理日の休暇は「生理日に労働することが著しく困難な女性が請求したとき」には必ず与えなければならないものとして、労働基準法により定められているものです。

生理期間中の苦痛の程度には個人差があります。そのため、休暇をとらなくても通常どおり就業できる人もいれば、数日間は休暇をとらざるを得ないほどの苦痛をともなう人もいます。

ですから、一律に「1ヵ月間に2日まで」とか「1ヵ月に1回のみ」というような制限を設けることはできません。請求があった範囲の休暇を与えなければならないということになります。

生理期間中の就労が著しく困難であるかどうかについては、主観的なものですので、本人の申し出により認知することになります。休暇の請求日数が多すぎるなどの疑いをもつ場合であっても、医師の証明書の提出を求めるなどといったことをしてしまうと、休暇をとりづらくする可能性もあり、生理休暇制度の趣旨が損なわれることになりかねませんので、行うべきではありません。

請求内容に疑問のあるときであっても、同僚の証言程度の簡単な証明などの方法によって確認することが望まれます。

なお、生理休暇中を有給とするか、無給とするかについての法的な制限はありませんので、休暇のうち「1日は有給とし、これを超えた分は無給とする」というように、有給とする日数に制限を設けることは差し支えありません。

Q6 退職時に年次有給休暇の残日数を買い上げることが可能か？

Q

このたび、当医院を退職することになったスタッフがいますが、後任の決定が遅れたために、業務の引継ぎがスムーズにすすまず、退職前に年次有給休暇を使い切ることができませんでした。後任の決定の遅れなどは、当医院に責任があるので、退職時に使い残しの年次有給休暇を買い上げたいと考えていますが、可能でしょうか。

A

事前に買上げを予約することはできませんが、退職時に結果的に未消化のまま残った年次有給休暇を買い上げることは可能です。

年次有給休暇の買上げについては、あらかじめ年次有給休暇の買上げの予約をして、これにもとづいて年次有給休暇の日数を減じたり、スタッフから申し出のあった年次有給休暇の取得を認めないとすることは、労働基準法に反するとして禁止されています。

ただし、退職までに取得し切れなかった年次有給休暇は、退職によってその権利は消滅することになります。権利の消滅した年次有給休暇をどのように処理するかについては、法律上の制限はありませんので、買上げても差し支えないと解されています。この場合でも、事前に買上げの予約はできませんので、結果的に退職までに取得しきれずに残った年次有給休暇分のみについて、買上げが認められるということです。未消化の年次有給休暇を買い上げる際の買上額の設定には、一般的に次の二つの方法によるとされています。

〔年次有給休暇の買上額の設定〕

①年次有給休暇を取得した場合に支払われる給与に準じて買上額を決める方法

年次有給休暇を取得した場合と同様に、「所定労働時間労働した場合に支払われる通常の給与」で支払うのが一般的です。月給制であれば、月給額をその月の所定労働日数で除した金額とすればよいわけです。

しかし、前述のように、年次有給休暇は退職によって消滅するわけですから、実際の年次有給休暇取得時に支払われるときの給与と同額である必要はなく、むしろ実際に取得した場合に支払われる給与より低くしても問題はありません。

②一定額とする場合

一定額とは、スタッフの給与額にかかわらず、一律5000円などの定額で買い上げる方法です。しかし、一定額とする方法は、1日当たりの給与がスタッフによって異なることから、不公平感が残ることは否めません。なお、この場合も同様に、実際に取得した場合に支払われる給与よりも低い額に設定するほうがよいでしょう。

Q7 退職予定者から請求された年次有給休暇は与えなければならないのか？

Q

1ヵ月後に退職を予定しているスタッフが、退職日までに未消化の年次有給休暇を全部取得したいと申し出てきました。このスタッフは、これまで年次有給休暇をほとんど取得したことがなく、30日分以上の年次有給休暇が残っています。これを認めると、退職日まで出勤することなく退職することになってしまうのですが、認めなければならないのでしょうか？

A

たとえ退職間際であったとしても、年次有給休暇の残余日数を請求してきた場合には、これに応じなければなりません。

年次有給休暇は、スタッフの心身の疲労を回復させ、労働力の維持培養をはかることを目的として与えられる休暇です。

その点から考えると、すでに退職することが決まっているスタッフについては、将来に向かっての労務の提供はないため、年次有給休暇を与える必要はないのではないか、と思われるかもしれません。しかし、スタッフにとっての年次有給休暇の権利は、退職を予定している者であったとしても、実際に退職の効力が生ずるまでの間は、当然に行使できるものなのです。使用者である医院は、その権利を拒否することはできません。

なお、使用者である医院には、前述のとおり、年次有給休暇の時季変更権が認められていますので、医院の正常な運営を妨げる場合であれば、退職日までの間において年次有給休暇を与える時季を変更することは可能です。ただし、退職予定者の場合は、退職日までの期間がほとんどないこともあり、時季変更権の行使は難しいと考えられます。

退職を予定しているスタッフが、年次有給休暇の残余日数を取得することを見込んで退職日を決め、残余分を一括請求してくるような例は、よくみられることです。この場合は、使用者である医院は、時季変更権を行使する余地がありません。したがって、請求されたとおりに年次有給休暇を与えなければならないことになります。

退職の申し出と同時に年次有給休暇を請求され、後任者との十分な引継ぎもできないまま退職されるようなことになっては、医院としてはそれなりの痛手を被ることになります。とはいっても、スタッフにとっては当然の権利を行使しているのであって、それを違法なことだとはいえません。

退職時に年次有給休暇をまとめて請求されて医院が困ることのないようにするためには、日頃から年次有給休暇を取得するよう促したり、他のスタッフや医院に迷惑をかけないような職場の雰囲気づくりをされるよう、努めていただくしか方法はないようです。

Q8 パートタイマーにも通常のスタッフと同様に年次有給休暇を与えなければならないのか？

Q

当医院では、パートタイムとして、1日5時間で1週につき3日間のみ勤務してもらっているスタッフがいます。このパートタイムスタッフに対しても、通常のスタッフと同様に年次有給休暇を与えなければならないのでしょうか？

A

パートタイムのスタッフであっても、採用日から6ヵ月間にわたって継続勤務し、全労働日の8割以上出勤していれば、その所定の勤務日数に応じた日数の年次有給休暇の付与が必要となります。

年次有給休暇は、パートタイムであろうと、アルバイトであろうと、**その雇用形態にかかわらず、次に掲げる2点の要件を満たす、すべての労働者に与えられる当然の権利**であるとして、労働基準法に定められています。

〔年次有給休暇が与えられる条件〕

①雇入れの日から6ヵ月間継続して勤務していること
②全労働日の8割以上出勤していること

〔年次有給休暇比例付与の日数〕

週所定勤務日数		1日	2日	3日	4日
1年間の所定勤務日数		48日〜72日まで	73日〜120日まで	121日〜168日まで	169日〜216日まで
雇入れの日から起算した継続勤務期間	6ヵ月	1日	3日	5日	7日
	1年6ヵ月	2日	4日	6日	8日
	2年6ヵ月	2日	4日	6日	9日
	3年6ヵ月	2日	5日	8日	10日
	4年6ヵ月	3日	6日	9日	12日
	5年6ヵ月	3日	6日	10日	13日
	6年6ヵ月以上	3日	7日	11日	15日

この要件を満たせば、たとえ1週につき1日しか勤務しないようなパートタイムスタッフであっても、年次有給休暇は発生します。

ただし、1週間の所定勤務時間数や所定勤務日数が著しく少ないパートタイムのスタッフに、通常のスタッフと同様の日数を付与してしまうと、その均衡上、必ずしも合理的ではありません。そこで、パートタイムなどのスタッフについては、その所定勤務日数に比例した日数の年次有給休暇を付与してよいことになっています。

この対象となるのは、1週間の所定勤務時間数が30時間未満のスタッフであって、かつ、次のいずれかに該当するパートタイムなどのスタッフです。

①週によって所定勤務日数が定められているパートタイムなどのスタッフについては、1週間の所定勤務日数が4日以下の者

②週によって、所定勤務日数が定められていない

パートタイムなどのスタッフについては、年間所定勤務日数が２１６日以下の者比例付与の日数は、１週間もしくは1年間の所定勤務日数と採用日からの継続勤務期間に応じて、前ページ表のように定められています。

ご質問のケースは、１週間につき3日間の勤務ということですので、採用日から6ヵ月間にわたって継続勤務し、全労働日の8割以上出勤していれば、その時点で5日の年次有給休暇を付与しなければならない、ということになります。

なお、この比例付与の対象になるのは、前記の要件に該当したパートタイムスタッフにかぎられます。

同じパートタイムのスタッフであっても、１週につき5日以上勤務する者であれば、**1日の所定勤務時間数が3時間、5時間と短いものであったとしても、通常のスタッフと同様の日数の年次有給休暇を付与しなければならない**、ということです。

院長先生の中には「正規のスタッフでないんだから、年次有給休暇は付与しなくてもよい」と思い違いをされていた方もおられたのではないでしょうか。この機会に、年次有給休暇の付与日数の見直しをしてください。

Q9 スタッフから突然、産休・育休の申し出を受けたが、産休・育休は必ず与えなければならないものか？

Q

当医院で勤務するスタッフの一人が妊娠していることがわかりました。出産後も当医院で引き続き働きたいので、産休とその後、半年間の育児休業を取得したいと、このスタッフから申し出がありました。当医院はぎりぎりの人数でやりくりしていますので、このスタッフには産前休業に入る前に辞めてもらうつもりですが、何か問題があるでしょうか。

A

労働基準法や育児・介護休業法によって、医院にはスタッフに対し、産前・産後の休業や育児休業を与える義務が課せられています。これを認めずに、辞めさせることは法違反となります。

産前・産後の休業は、母性を保護するために、労働基準法で認められた制度です。母性保護という観点からも、使用者である医院は、次に掲げるところにより、女性スタッフには産前・産後休業を与えなければならないという義務を負います。

また、育児休業は、スタッフが1歳（保育所に入れないなど一定の要件を満たした場合には、1歳6月）に満たない子を養育するために、雇用を継続したまま一定期間休業することについて、育児・介護休業法（正式名称は「育児休業、介護休業等育児又は家族介護を行う労働者の福祉に関する法律」といいます）で認められた制度です。育児休業の対象者は、１歳に満たない子（実子・養子は問いません）を養育するスタッフです。

〔産前・産後休暇の要件〕

①産前休業／6週間（多胎妊娠の場合は14週間）以内に出産予定の女性スタッフが休業を請求した場合

②産後休業／女性スタッフからの請求の有無に関係なく、産後8週間内にある場合（ただし、産後6週間を経過した女性スタッフが請求した場合は、医師が支障ないと認めた業務に就業させることができます）

育児休業の取得要件を満たしたスタッフは、当然に育児休業を取得することができます。医院からの承認の有無は問われません。そのため、育児休業の申し出があった場合には、医院としては業務繁忙などの理由があったとしても、これを拒むことはできないということです。また、当然のことながら、妊娠や出産、育児休業を申し出たことなどを理由として、スタッフを解雇することや退職を強要することも禁止されています。

なお、産前・産後休業は女性スタッフにのみ認められた制度であるのに対して、育児休業は男性スタッフにも認められている制度です。

Q10 業務繁忙を理由に、育児休業の申し出を拒むことはできるのか？

Q

当医院で働き始めてから5年になる女性スタッフが、育児休業をしたいといってきました。現在、当医院は患者数が増えているところでもあり、スタッフ数に余裕はありません。育児休業期間中の代替要員を確保するのも難しい状況です。業務の繁忙を理由に育児休業の申し出を拒むことができますか？　そのスタッフに辞めてもらうことはできないでしょうか？

A

たとえ業務が繁忙であっても、法令で定められた育児休業取得要件を満たしたスタッフからの育児休業の申し出を拒むことはできません。また、育児休業の申し出を理由とした解雇も禁止されています。

育児休業は、育児・介護休業法によって事業主に制度の実施が義務づけられているものです。院長の判断によって、そのスタッフが育児休業を取得できるか否かを決めるというものではありません。法律で定められた育児休業の取得要件（1歳〈一定の要件を満たした場合には、1歳6ヵ月〉未満の子を養育する労働者であること）を満たすスタッフから申し出があった場合には、どんなに業務が多忙であろうとも、人員が不足していようとも、請求のあった時期に、育児休業を与えなければならないのです。

この場合に、たとえ院長が育児休業取得の許可をしないとしても、このスタッフは請求した時期に育児休業を取得する権利をもっています。ただ、次に掲げる者は育児休業の対象から除外することができますので、このいずれかに該当するスタッフから育児休業の申し出があった場合には、院長はこれを拒むことができます。

〔育児休業の対象より除外される者〕

①日々雇用される者
②職場のスタッフ代表と締結した書面による協定に定めた場合は次の者
ⓐ雇用されてから1年未満の者
ⓑ配偶者が常態として子を養育できる者
ⓒ休業申し出の日から起算して1年以内に雇用関係が終了することが明らかな者
ⓓ1週間の所定労働日が2日以下の者
ⓔ内縁関係の配偶者が常態として子を養育できる者

また、スタッフの育児休業取得の申し出や、育児休業の取得を理由として、そのスタッフを解雇したり、退職を強要したりするなども、育児・介護休業法により禁止されています。なお、育児休業は男性スタッフも同様に取得する権利を持っているものです。男性であるからというだけの理由で、育児休業の取得を拒むことはできません。

Q11 育児時間は必ず与えなければならないもの？

Q

産休明けで職場に復帰してきた女性スタッフが、子供を保育園に送迎するために、朝と夕方それぞれ30分ずつの育児時間を取得したいといってきました。育児時間とはそもそもどういうものなのでしょうか。また育児時間は必ず与えなければならないものなのでしょうか。

A

生後満1歳に満たない生児を育てる女性スタッフは、休憩時間の他に、1日2回それぞれ少なくとも30分、その生児を育てるための時間を請求することができることになっています。この時間を育児時間といい、この請求があった場合には、使用者である医院は育児時間中はその女性スタッフを就労させることはできません。

生後満1歳に満たない生児（養子も含む）を育てる女性スタッフ（男性スタッフは含まない）は、通常の休憩時間の他に、1日2回、それぞれ少なくとも30分ずつの育児時間を請求することができます。

この請求があった場合には、使用者である医院は育児時間を与えなければなりません。これは、労働基準法で使用者である医院に義務づけられています。

この育児時間は、女性スタッフが生後満1歳に満たない生児の授乳、その他の種々の世話のために要する時間を確保し、業務から離脱できる余裕を与えるために設けられたものです。保育園への送迎の時間も、生児を育てるために必要な時間と考えられ、育児時間として扱わなければならないでしょう。

1日のうちのどの時間帯に育児時間を与えるかについては、法的な制約はありません。通常の休憩時間のように、勤務時間の途中に与えなければならないという制約もありませんので、勤務時間の始めや終わりの時間帯でも、請求することができます。

したがって、保育園への送迎のために、始業時刻を30分遅らせ、終業時刻を30分早めることを請求した場合も、育児時間として認めなければならないということになります。スタッフとよく話し合いの上、必要な時間帯に育児時間を与えるようにしてください。

なお、育児時間を取得している時間について、給与を支給するか否かについては、法令での定めがありませんので、無給としても差し支えはありません。

育児時間は、パートタイムのスタッフにも認められている制度です。ただし、この育児時間は、1日の勤務時間を8時間とする通常の勤務形態を予想して設けられたもので、1日の勤務時間が4時間以内であるような場合には、1日1回少なくとも30分の育児時間を付与することで足りるとされています。

Q12 産前休業を取得しないスタッフから年次有給休暇の申し出があった場合は？

Q

当医院では、産前・産後の休業期間の給与は支給しないこととなっています。このたび、妊娠した女性スタッフから、年次有給休暇が残っているので、産前休業は取得せずに、この間は年次有給休暇を取得したいといわれました。本来であれば産前休業をとるべき産前6週間以内の期間についても、年次有給休暇の申し出があった場合には、これを与えなければならないのでしょうか。

A

産前休業はスタッフからの請求があって与えるものですので、スタッフが産前休業を請求していない場合には、その期間について年次有給休暇を申し出ることは可能ですし、申し出があった場合には、医院としてはこれを与えなければなりません。

産前・産後休業中のスタッフは、健康保険から出産手当金などの給付を受けることができるため、給与は無給としているところが多くなっています。とはいっても、スタッフとしてみれば、保険給付の額は給与額より低減するため、産前・産後の休業期間を年次有給休暇に振り替えてほしいという要望はよく聞かれます。

しかしながら、産前・産後休業の期間は、すでに労働の義務が免除されていますので、労働の義務が免除されている日に、年次有給休暇を取得することはできません。

そもそも年次有給休暇は、給与の保障をしながら、労働の義務を免除しようという制度ですから、年次有給休暇は労働義務のある日にしか、その取得をすることができないからです。

ただし、産前の休業については、スタッフ本人から休業の請求があって、はじめて成立するものですので、いまだスタッフ本人が産前の休業を請求していない時点においては、労働義務が継続して生じていることになります。したがって、その期間については年次有給休暇を取得することが可能です。

また、産後休業については、産後６週間を経過したスタッフが請求してきた場合においては、医師が支障がないと認めた業務に就かせることができるとされています。

産後６週間を経過し、スタッフ本人が就業を請求し、医師が認めた場合は、労働義務が生じることになりますので、その期間についても年次有給休暇を申し出ることが可能となります。

Q13 パートタイマーにも産休を与えなければならないか？

Q

当医院では、週3日のみ勤務してもらっているパートタイムのスタッフがいます。このたび、このスタッフから「妊娠したので、出産予定日の1ヵ月前から出産後1ヵ月経過するまで、産前・産後休業をさせてほしい」という要望がありました。このスタッフに休まれると、その期間のみ勤務してもらえる他のスタッフを雇わなければならなくなり、業務の引継ぎなどにおいて、かなりの不便がともないます。パートタイムスタッフであっても、産前・産後休業は与えなければならないのでしょうか？

A

パートタイムスタッフでも、産前・産後休業は与えなければなりません。

労働基準法において、前述のように産前6週間（多胎妊娠の場合は14週間）以内の女性スタッフが休業を請求した場合には、使用者である医院は、そのスタッフを就業させてはならないと定められています。

また、産後8週間を経過していない女性スタッフについては、本人の請求の有無にかかわらず、原則として就業させることができません（ただし、産後6週間を経過したスタッ

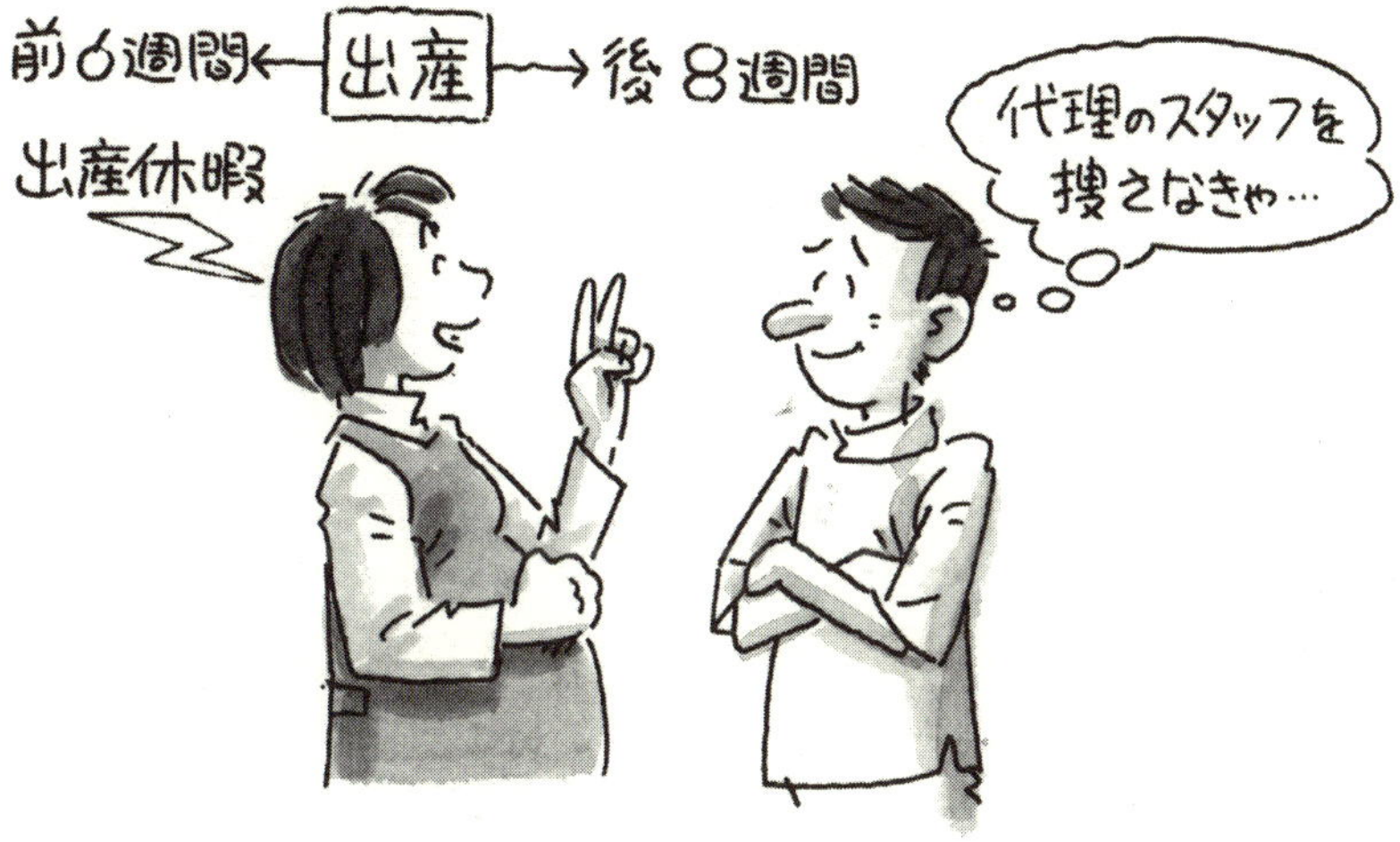
前６週間←
出産
→後８週間
出産休暇
代理のスタッフを捜さなきゃ…

フから請求があった場合には、医師が支障ないと認めた業務に就かせることは可能です）。

この労働基準法の規定は、パートタイムであれ、アルバイトであれ、医院に雇用されている者であれば、その雇用形態を問わずに適用されます。したがって、ご質問の場合には、パートタイムスタッフからの申し出どおりの休業を認めなければなりません。

また労働基準法では、産前・産後の休業期間およびその後の30日間は、そのスタッフを解雇することが禁止されていますし、男女雇用機会均等法では、妊娠や出産、産前産後休業の取得を理由として解雇することもできないとされています。ご質問にあるパートタイムスタッフが、産前・産後休業を申し出たことや、産前・産後休業を取得したことを理由として、労働契約を解除するようなことも、当然のことながらできないということになります。

その他、妊娠中や出産後の女性スタッフについては――

①妊娠中の女性スタッフが請求した場合には、他の軽易な業務に転換させなければならない

②妊娠中や出産後の女性スタッフが請求した場合には、時間外労働や休日労働・深夜業務をさせてはならない

③妊娠中や出産後の女性スタッフが請求した場合には、母子保健の指導や健康診査に必要な時間を確保できるようにしなければならない

④生後満1年未満の子を養育する女性スタッフが請求した場合には、1日2回少なくとも30分間の育児のための時間を付与しなければならない

など、労働基準法等で、いくつかの労働時間の規制に関する定めがされています。

これらの措置も、パートタイマーだからといって、適用を除外されるわけではありません。妊娠中や出産後のパートタイムスタッフの就業にあたっては、十分に留意されるようにしてください。

第5章

社会保険制度・健康診断に関するルール

◆社会保険の加入が適正かどうか見直そう

歯科医院を経営されている先生方にとって、社会保険制度はたいへん縁が深い制度です。健康保険や厚生年金といった社会保険というのは、私的保険と異なり、個人的危険を基準とするものではなく、法律によって加入を強制し、被保険者全員の危険を基準に考えるという公的重視の公的保険です。そのため、加入するか否かは、適用事業場（法人、常時5人以上のスタッフがいる個人事業場）に雇用されている以上は、スタッフ個人が自由に選択できるものではありません。

国民年金への未加入問題が国会をも巻き込み、国民の大きな関心の的となったことはまだ記憶に新しいところですが、一般企業においても適用事業場でもあるにもかかわらず、厚生年金などの社会保険に加入していない未加入事業所がたいへん多くなってきています。年々上がり続ける保険料によって圧迫される経営や、年金制度そのものへの不信感によるものなのでしょうが、厚生労働省もこの状況をたいへん危惧しており、未加入事業所への加入を強制する方針を打ち出してきています。

厚生労働省からの指摘を受ける前に、自院においても、社会保険への加入漏れがないかなど、適正な手続が行われているかを、ぜひ見直してみてください。社会保険制度は、国が国民のために行っている社会保障制度のひとつです。国のルールにもとづく適正な加入ができないなら、スタッフを雇用する資格がないといっても過言ではありません。

また、労災保険や雇用保険といった労働保険についても同様です。

労災保険は、スタッフの業務上の事由または通勤によるケガ、病気、障害、死亡の4種類のことに対して、必要な保険給付を行うほか、被災スタッフの社会復帰の促進、被災スタッフや遺族の援護などをはかることを目的としています。雇用保険法は、スタッフが失業した場合や雇用の継続が困難となる事由が生じた場合に必要な給付を行い、生活安定をはかることを目的としたものです。どちらも国が定めた法律です。

「危険な機材など使っていないから、労災事故が起こる可能性はきわめて少ないはずだ」などといって労災保険料を支払っていないようなことはないでしょうか。危険な機材の使用の有無を問わず、労災事故発生のリスクはあらゆるところに潜んでいます。

最近では、過労に伴う心身障害についても労災の適用が認められる件数が増えてきています。いざというときのための最低限の義務さえ果たせていないようでは、スタッフへの責任感が疑われ、優秀なスタッフに見放されてしまうことだってあり得るでしょう。スタッフを雇用するのであれば、スタッフへの強い責任感をもって、国で定められた最低限の義務は果たさなければなりません。

Q1 パートタイムスタッフ本人が希望しない場合は、社会保険に加入させなくてもいいのか？

Q

当医院では、来月から新たにパートタイム（1日6時間、週5日勤務）でスタッフを雇い入れる予定でおり、すでに内定も出しています。この内定者に対し、社会保険への加入手続をするので年金手帳を持ってくるように告げたところ、本人から社会保険への加入はしたくないとの申し出がありました。当医院は、法人組織としているため、社会保険への加入義務があると承知していますが、その場合であっても、スタッフ本人が希望しないときは、加入させなくてもかまわないのでしょうか？

A

スタッフ本人が社会保険への加入を希望しない場合であっても、加入要件を満たすかぎりは加入させなければなりません。

健康保険や厚生年金保険など、いわゆる社会保険は、法律で加入が義務づけられているものです。次に掲げる事業所（適用事業所）に使用されているスタッフについては、本人の希望の有無を問わず、社会保険に加入しなければなりません。

①すべての法人事業所

②常時5人以上のスタッフが勤務している個人事業所

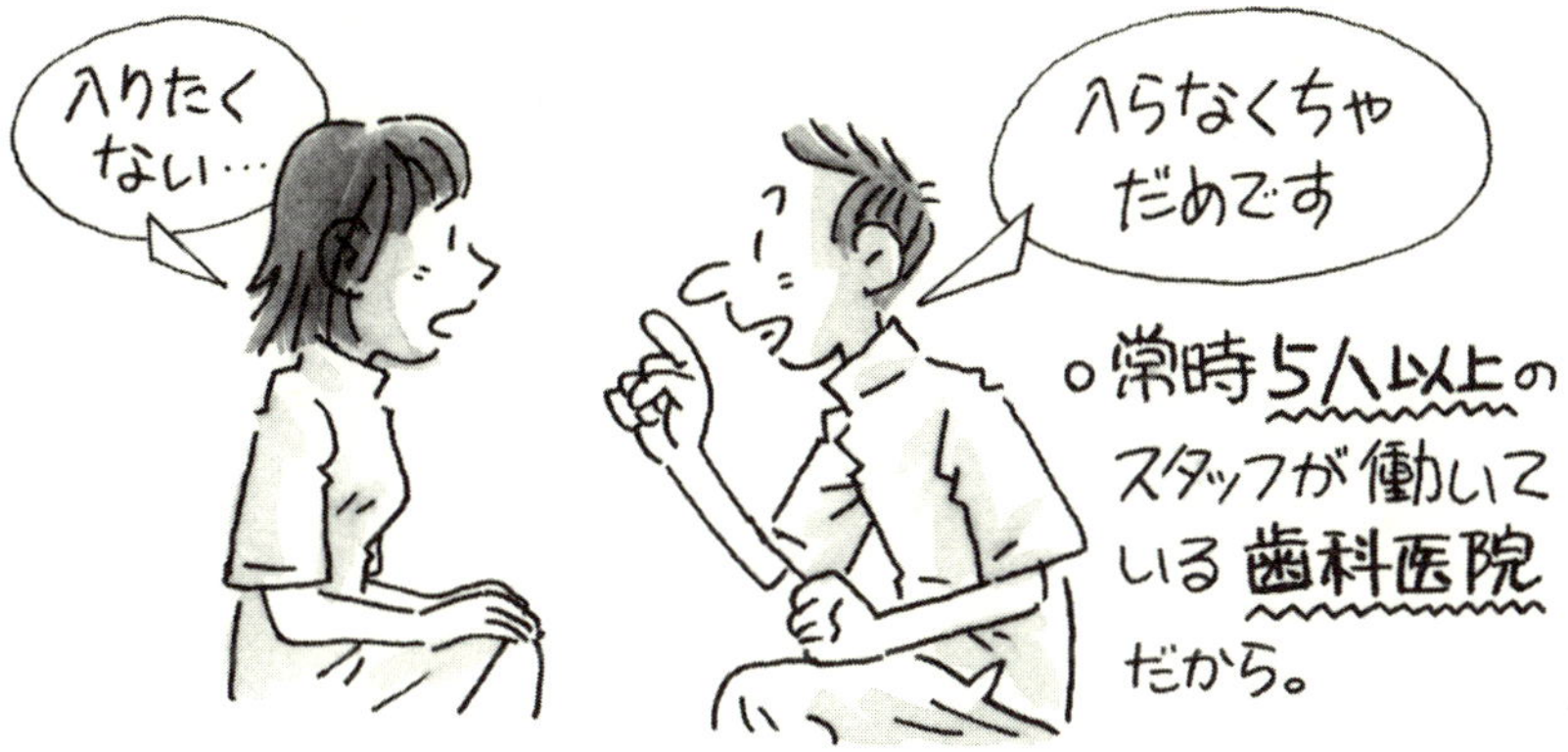
入りたく
ない…
入らなくちゃ
だめです
○常時5人以上の
スタッフが働いて
いる歯科医院
だから。

したがって、法人である医院や、個人経営の医院であっても、常時勤務するスタッフが５人以上いる場合には、そこに勤務するスタッフは、たとえ本人が希望しない場合であっても、原則として社会保険に加入させなければならないのです。

前記①または②に該当する適用事業所に使用されているスタッフは、全員加入しなければならないのですが、そのうちのパートタイムのスタッフについては、同一の医院で使用されている常勤のスタッフと比較して、次に掲げるⓐおよびⓑのいずれにも該当する場合にのみ、社会保険への加入義務が生じることになります。

ⓐ日または１週間の所定労働時間数が４分の３以上である場合

ⓑ１ヵ月の所定労働日数が４分の３以上である場合

ご質問にあるパートタイムスタッフについては、1日6時間、1週5日勤務ですので、同じ医院で使用されている常勤のスタッフが1日8時間、1週5日勤務であるとすると、1日および1週の所定労働時間数は、常勤スタッフのちょうど4分の3にあたることになり、前記ⓐの要件は満たしたことになります。1ヵ月の所定労働日数についても、常勤スタッフと何ら変わりありませんので、ⓑの要件も満たしています。

つまり、ご質問の場合は、たとえ本人が社会保険への加入を希望していないとしても、医院としては、社会保険へ加入させなければならないことになります。

ただし、ⓐおよびⓑの要件に該当する場合であっても、2ヵ月以内の期間を定めて使用するスタッフについては、社会保険の適用が除外されていますので、適用事業所に使用されていても、社会保険に加入することはできないことになります。これらの者が、あらかじめ定められた所定の契約期間を超えて引き続き使用されることとなった場合には、社会保険への加入義務が生じてきます。

したがって、ご質問にあるパートスタッフであっても、あらかじめ定められた契約期間が2ヵ月以内である場合には、社会保険に加入させることはできません。

なおこのパートスタッフが、その後あらかじめ定められた契約期間を超えて使用されることになった場合には、その時点で本人の希望の有無にかかわらず、社会保険の加入手続きをしなければならないことになります。

Q2 休職中のスタッフの社会保険料はどうすればよいか？

Q

持病のため1ヵ月以上にわたって入院しているスタッフがいます。医院では休職扱いとし、給料は支給していませんが、この間の社会保険料（健康保険料と厚生年金保険料）や住民税はどのように扱ったらよいでしょうか？　給料の支払をしていなくても、保険料分をそのスタッフに請求してもかまわないでしょうか？

A

無給休職期間中については、社会保険料や住民税は、スタッフ本人に請求して支払ってもらわなければなりません。

休職期間中の給料を支払うか、それとも支払わないこととするかについては、医院の定めるところによります。ノーワーク・ノーペイの原則からすると、勤務していない日数に相当する給料を支払わないこととしても、法的な問題はありません。

また、ご質問の場合については、傷病のため労務不能となったわけですから、給料が支払われない場合には、その４日目から標準報酬日額の60％に相当する額が、健康保険から傷病手当金として最長１年６ヵ月間支給されることになります。

休職期間中の社会保険料や住民税の納付についてですが、給料が支払われているか否かにかかわらず、スタッフと医院が雇用関係を継続しているかぎりは、スタッフ本人は保険料等の支払義務がありますので、スタッフ負担分については、本人から徴収することになります。

また、給料を支払っていなくても、医院側も事業主としての負担分を納めなければなりません。

給料が支払われていない場合の社会保険料等の徴収方法は、休職前に預かっておくか、あるいは医院がいったん立て替えておいて、スタッフが復職してから返還してもらうなどの方法が考えられます。

なお、給料を支払わない場合に、社会保険料や住民税についてスタッフに請求することなく、医院がその分を負担してしまうと、その負担分は所得税法上賃金とみなされ、課税対象となってしまいますので、気をつけてください。

Q3　スタッフの無職の夫を健康保険の被扶養者とすることは可能か？

Q

当医院の女性スタッフの配偶者である夫が、それまで勤務していた会社を辞め、勤務の忙しいスタッフに代わって、子育てなどを含め家事に専念することになったそうです。配偶者が専業主婦である場合には、スタッフの健康保険の被扶養者とすることは当然にできると思いますが、配偶者が専業主夫である場合であっても、スタッフの健康保険の被扶養者とすることはできるのでしょうか？

A

配偶者が専業主夫であったとしても、スタッフが生計維持をしている関係であれば、健康保険の被扶養者とすることができます。

厚生労働省の調査によると、家族のあり方が多様化してきたことや、女性の社会進出の増加にともない、いわゆる〝専業主夫〟が増加傾向にあり、２００３年度はその数は８万人にのぼり、１９９６年の２倍になっています。その半面で〝専業主婦〟は減ってきているということですので、ご質問のようなケースも、今後は増えてくるかもしれません。

健康保険の被扶養者の基準としては、生計を維持しているかどうかで判断することになります。性別などの要件はありませんので、配偶者が妻である場合のみならず、夫である場合であっても、スタッフがその生計を維持している関係であれば、健康保険の被扶養者とすることができます。スタッフがその夫の生計を維持しているかどうかは、その生活の実態に合わせて、次の基準により判定することになります。

〔健康保険の被扶養者とする基準〕

①スタッフと同一世帯にある場合／夫の年収が130万円（夫が60歳以上または障害者の場合には180万円）未満で、かつスタッフの年収の2分の1未満であるか。また、その年収がスタッフの2分の1以上であっても、その額が130万円（夫が60歳以上または障害者の場合には180万円）未満で、その世帯の生計状況から総合的に考え、スタッフの収入によって生計を維持していると認められるか

②スタッフと同一世帯にない場合／夫の年収が130万円（夫が60歳以上または障害者の場合には180万円）未満で、かつスタッフからの仕送り額より少ないか

ご質問のケースのように、配偶者である夫が無職である場合などには、原則としてスタッフの被扶養者として認められる、と考えられます。

ただし、この夫が家事の傍らで内職をしたり、アルバイトをしたりして、年収が130万円を超えることが見込まれる場合には、スタッフの被扶養者とはなれないことになります。なお、健康保険の被扶養者の要件を満たせば、国民年金の第3号被保険者にもなることができますので、配偶者が国民年金保険料を別途納める必要がなくなります。

Q4 禁止されているマイカーでの通勤途上の事故でも労災対象となるか？

Q

当医院では、マイカーによる通勤を認めていません。ところが最近になって、スタッフの一人がマイカーによる通勤を始めているようです。自宅から最寄り駅まで相当の距離があり、徒歩による通勤は困難らしく、医院としても事情がわからなくもないので、しばらくは黙認するつもりでいます。もし、このスタッフが禁止されているマイカーでの通勤途上に事故にあった場合であっても、通勤災害と認められ、労災の対象にはなるのでしょうか？

A

一般的な通勤方法と認められ、経路が合理的であれば、医院がマイカー通勤を禁止しているか否かにかかわらず、通勤災害として労災保険の給付対象となります。

労働者災害補償保険法では、労働者の通勤による負傷、疾病、障害または死亡に対して、保険給付を行うこととしています。この保険給付の対象となる通勤災害の「通勤」とは、同法において「労働者が就業に関し、住居と就業の場所との間を、合理的経路及び方法により往復することをいい、業務の性質を有するものを除く」と定めています。通勤災害に該当するかは、次ページの四つの要件を満たすかで判断されることになります。

つまり、通勤災害に該当するかどうかの判断は、医院がマイカーによる通勤を禁止していたかは関係ありません。ご質問のケースでは、スタッフの自宅と医院との経路が合理的であるかぎり、マイカーによる通勤も、通常用いられる通勤方法といわざるを得ません。

〔通勤災害に該当するための条件〕

①就業との関連性があるか／業務に就くために、あるいは業務に就いたために、住居と就業の場所である医院との往復がなされているということが必要です。

②住居と就業の場所との往復であるか／住居とは、労働者が居住して日常生活をしている家屋などの場所、つまりは本人の生活の拠点をさし、就業の場所とは、業務を開始し、または終了する場所、つまり医院のことをさします。

③合理的な経路および方法であるか／社会通念によって判断されることになりますが、鉄道・バスなどの公共交通機関を利用し、自動車・自転車などを本来の用法に従って使用する場合、徒歩の場合など、通常用いられる交通方法は、そのスタッフが平常用いているかどうかにかかわらず、一般に合理的な方法として認められます。

④逸脱や中断がなかったか／通勤の途上で、通勤とは無関係な目的のために、合理的な経路をそれる逸脱がなかったか、また通勤の途上で、通勤をいったん中断して通勤と関係のない行為をすることがなかったかが問われることになります。逸脱や中断があっても、それが日常生活上必要な行為であって、最小限度のものであるかぎりは、その後の往復行為の途上での災害は、通勤災害に該当します。

Q5 保育園に子供を預けてから、出勤のため医院に向かう途中で事故にあった場合は、通勤災害となるか？

Q

当医院で勤務するスタッフのうちの一人が、夫婦共働きのため、毎日保育園に子供を預けた後、医院に出勤しています。このスタッフがある日、子供を保育園に預けた後に、道で転倒し負傷してしまいました。この場合は通勤災害になるのでしょうか？

A

自宅から保育園を経由して医院に向かう通勤が、合理的経路であれば通勤災害となります。

前記の**Q４**と同様、通勤災害と認められるためには、スタッフの住居と就業場所である医院との往復が、合理的な方法によるものであり、その経路が合理的であることが必要となります。

合理的な方法や合理的な経路とは、一般にスタッフが用いると認められるものとされています。

この合理的な経路は、必ずしも最短ルートでなければならないということでもありません。たとえば、通勤に使っている経路が道路工事などで通行できない場合は、必要最小限の迂回路も合理的な経路として扱われます。

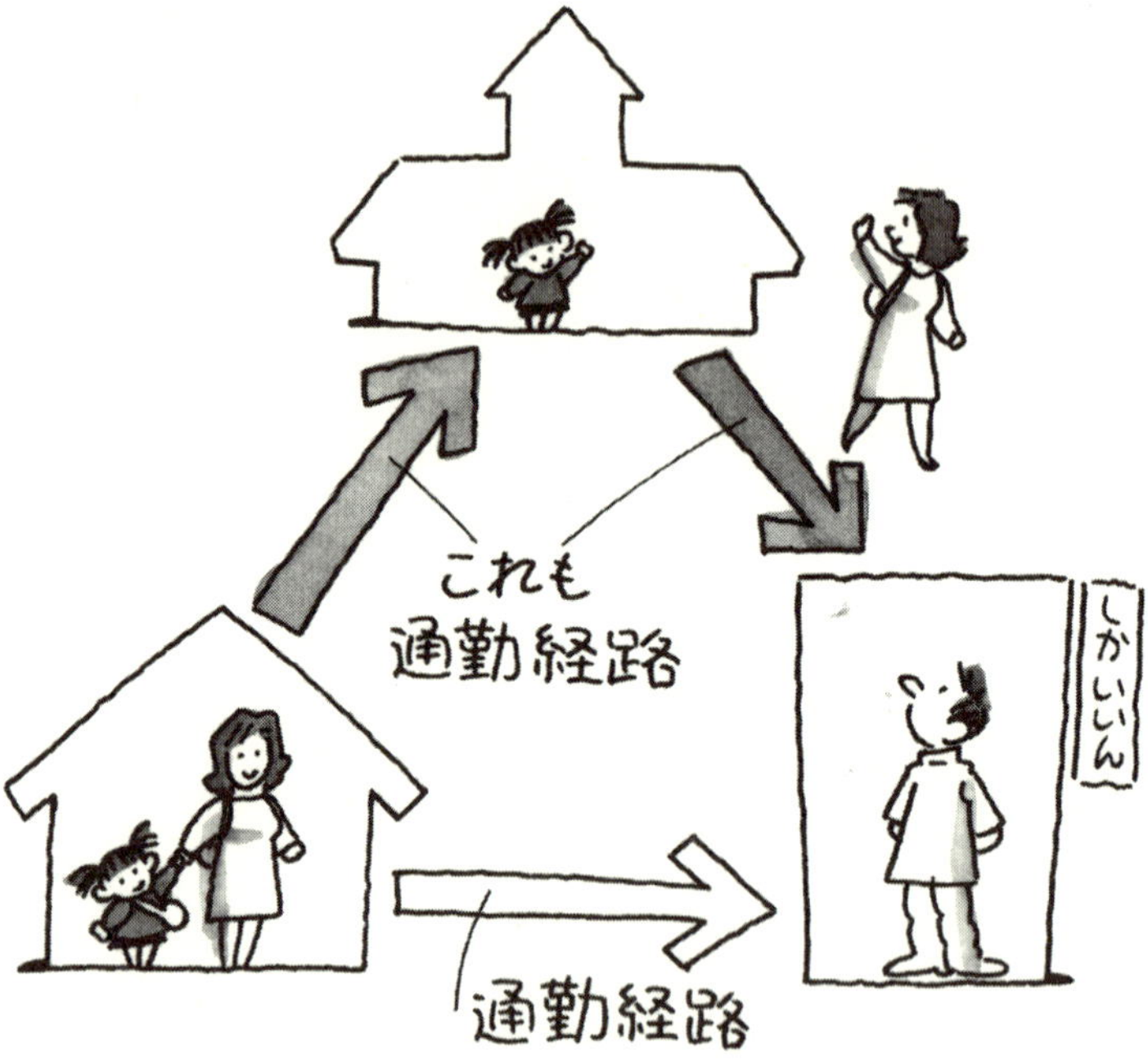

ご質問のケースは、自宅から保育園を経由して職場に向かう通勤経路については、夫婦共働きのため、保育園に子供を預けることが必要と認められますので、多少の回り道をすることになっても、必要最小限のものであれば、合理的な経路と考えられます。

したがって、**Q4**の四つの要件（P142）のうちの他の要件、①就業との関連性があるか、②住居と就業場所との往復であるか、④逸脱や中断がなかったか、の三つの要件を満たすかぎりは、通勤災害として認められると考えられます。

Q6 始業時刻よりも2時間早い出勤時の事故でも通勤災害となるか?

Q

当医院のスタッフが、出勤途中に自宅近くで車に接触し、2週間程度のケガをしました。このスタッフは毎朝始業時刻の1時間から1時間30分くらい前に出勤し、始業時間まで職場の控え室で朝食をとることを日課としています。事故にあった当日も、同様に1時間30分前には出勤できるように自宅を出たそうです。このように所定の始業時刻とかけ離れた時間帯での事故についても、通勤災害として認められるのでしょうか?

A

就業との関連性が失われるほどかけ離れた時間とはいえず、通勤災害として認められると考えられます。

ご質問のケースについては、**Q4**の四つの要件（P142）のうち①の「就業との関連性があるか」ということが問題になります。

就業との関連性があるというのは、その往復行為が業務に就くために、あるいは業務を終えたことにより行われるものであることが必要となります。つまり、通勤と認められるには、往復行為が業務と密接な関連をもって行われていなければなりません。

では、ご質問のケースのように、朝食をとるために1時間から1時間30分程度早めに出勤する行為が、業務と密接な関連をもっていたといえるのでしょうか。

一般的に、業務に直接関係のない目的のために、始業時刻前に会社に行ったり、逆に終業時刻後も、職場に残ったりするケースは頻繁にみられます。これらの時間が、社会通念上、就業との関連性を失わせると認められるほど、長時間かどうかによって、判断されます。

実際の事例では、労働組合の用務のため通常より1時間30分早く家を出た労働者が、その途中で被災したケースにおいて、

「被災労働者が、労働組合の集会に参加する目的で、通常の出勤時刻より約1時間30分早く住居を出た行為は、社会通念上就業との関連性を失わせると認められるほど所定の就業開始時刻とかけ離れた時刻に行われたものとはいえないので、当該行為は通勤と認められる」

とされ、通勤災害と認定された例があります。

したがって、ご質問のケースも、四つの要件のうちの他の要件を満たしていれば、通勤災害として認定されると考えられます。

Q7 昼休みに食事に出たスタッフが事故にあった場合、労災となるか？

Q

当医院では食堂がありませんので、スタッフは、近くの飲食店まで出向いて昼食をとっています。食事に出たスタッフが事故でケガをした場合、業務上災害となるのでしょうか。

A

休憩時間中の事故であり、業務起因性が認められず、また業務遂行性も認められないため、業務上災害とはなりません。

労働者災害補償保険法においては、これまであげてきた通勤災害のほか、労働者の業務上の負傷、疾病、障害または死亡に対しても保険給付を行うこととされています。

業務災害として認められるには、そのスタッフが使用者である医院から指示を受けた業務を遂行している、または、医院の支配下もしくは管理下にある際に（業務遂行性）、その業務と傷病等との間に相当な因果関係が存在する（業務起因性）ことが必要です。

医院の支配下にある状況とは、医院からの業務の指揮命令を受ける状況のことであり、管理下とは、医院の施設や車両などのもとにある状態をいいます。

したがって、ご質問のケースについては、昼食時という休憩時間中の事故であり、また

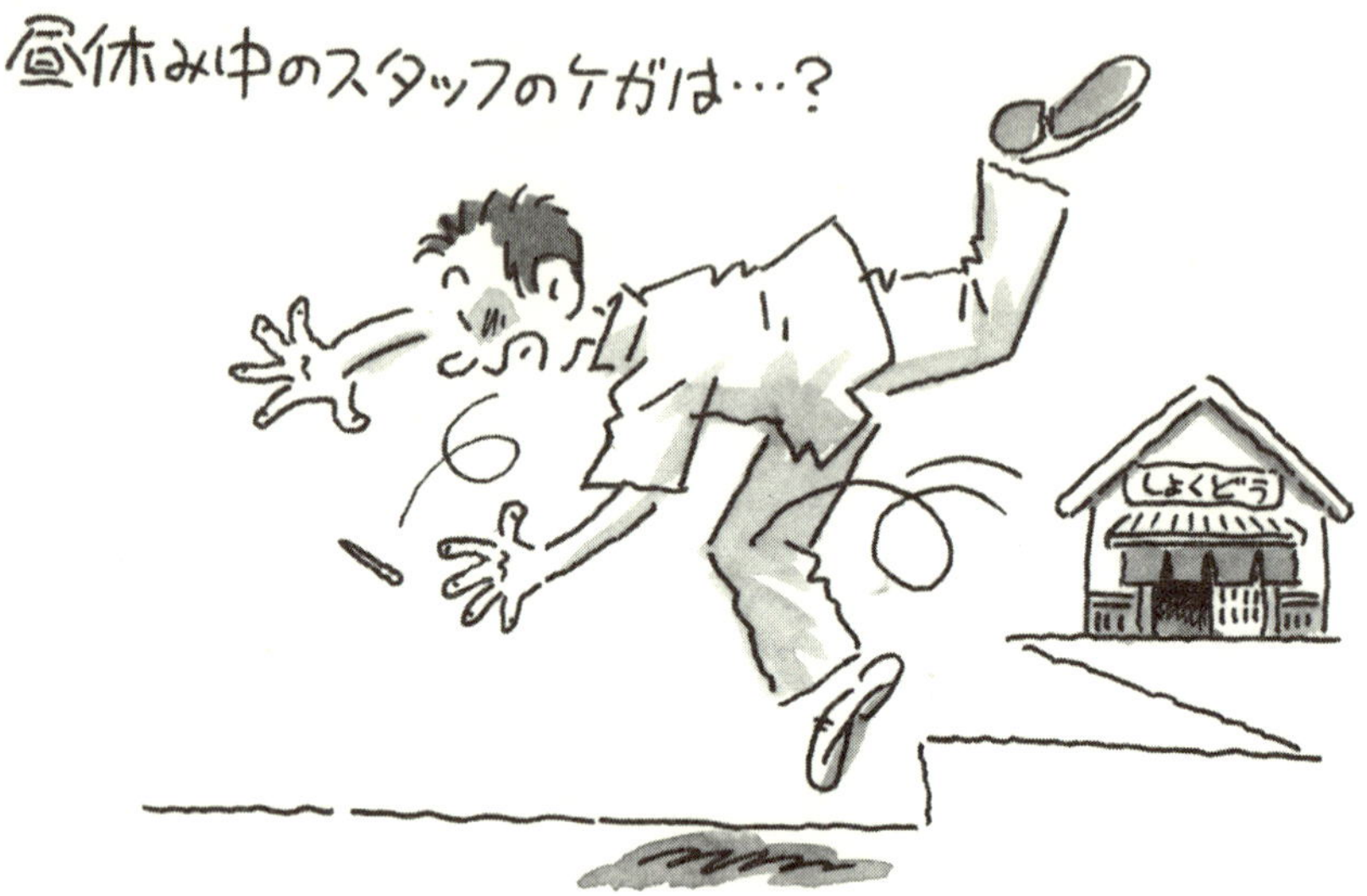

事故は医院の施設外で起きたことになりますから、医院の支配下にあるとも、管理下にあるともいえません。業務遂行性は認められないことになります。

業務と傷病との間に相当な因果関係が存在するというのは「その業務に従事していなければ、その傷病が生じなかった」という条件関係にあることをさします。

ご質問のケースについては、休憩時間中という業務から開放された時間中の事故であり、業務には従事していません。つまり、業務起因性も認められないことになります。

結局、ご質問のケースは「業務遂行性」が認められないため、さらに「業務起因性」の有無を判断するまでもなく、「業務上」であるとはいえないという結論になるものと解され、業務上災害にはならないと考えられます。

Q8 スタッフの健康診断は必ず実施しなければならないか？

Q

スタッフが「うちの医院でも健康診断を実施してほしい」といってきました。当医院はスタッフが3人しかおりませんが、このような小規模の職場でも、スタッフの健康診断を実施しなければならないのでしょうか？

A

労働安全衛生法では、職場の規模の大小に関係なく、事業主である医院に対して、スタッフの健康診断を実施するように義務づけています。スタッフを雇い入れるときと、その後1年以内ごとに1回、定期に、医師による健康診断を実施しなければなりません。

健康診断は、スタッフ個々の健康状態を把握し、適切な健康管理を行うために必要なものです。労働安全衛生法では、事業主である医院に対して、スタッフを雇い入れるときと、その後1年以内ごとに1回、定期的に健康診断を実施するよう義務づけています。

これらの健康診断は、業種や職場の規模などを問わず、すべての事業主に実施義務が課せられているものです。ご質問のように、スタッフが3人しかいないような小規模な歯科医院であっても、この義務を免れることはできません。

スタッフを雇い入れるときに健康診断を行うことは、これから勤務してもらうスタッフの健康状態を知る上で重要なことです。健康診断の結果により、これから従事してもらう業務に健康上の支障がないかなどの判断ができます。

雇い入れから間もなくして疾病にかかった場合などは、それが雇い入れ前からあるスタッフの持病なのか、それとも医院で従事したことに起因して発生したものなのかの原因を探るための材料にもなります。また、雇い入れ後に定期に行う健康診断は、スタッフの健康状態を把握し、疾病の早期発見に役立ちます。

健康診断を実施した際には、その結果をスタッフ本人に通知するとともに、医師の意見を踏まえ、その必要があると認めるときは、スタッフに対して作業内容の変更、あるいは軽減をしたり、勤務時間の短縮等の措置をすみやかに講じるなどの対応をとることが重要です。せっかく健康診断を受けても、的確な事後措置がとられていないということが多く、いわゆる生活習慣病なども増加の傾向にあります。

また最近は、労働者が過重労働により精神的バランスを崩すということも頻繁に耳にしますので、健康診断の結果を十分に勘案した上で、スタッフの健康に配慮することが医院の大事な責務のひとつとなります。

なお、労働安全衛生法では、すべての事業主に健康診断の実施を義務づけるのみではありません。労働者であるスタッフに対しても、医院の実施する健康診断の受診を義務づけています。

スタッフに受診の機会を与えているにもかかわらず、なかなか受診しないというケースもときどき聞きますが、本人の希望で受診しないとしても、事業主である医院には安全配慮義務があるため、受診するように根気よく働きかけをするべきです。

スタッフが、医院の指定した医師の健康診断を受診することを希望しない場合には、他の医師の行う健康診断を受け、その結果を証明する書面を医院に提出するという方法もありますので、すすめてみてはいかがでしょうか。

また、労働安全衛生法では、前記のほか、スタッフを特定の有害業務に従事させる場合や、一定期間海外に派遣する場合などについても、健康診断の実施を義務づけていますので、留意してください。

Q9 スタッフが受診する健康診断の費用は医院が負担しなければならないのか？

Q スタッフを雇い入れた時に実施した健康診断や、毎年行う定期健康診断の費用は、医院が負担しなければならないのでしょうか？

A 労働安全衛生法で実施が義務づけられている健康診断の費用については、事業主である医院が負担しなければなりません。

労働安全衛生法では、前述のとおり、事業主である医院に健康診断の実施義務を課しています。事業主である医院に対して、法律で健康診断の実施の義務を課している以上、当然それに要する費用は、事業主である医院が負担すべきものであるとされています。

したがって、事業主はスタッフを雇い入れるときや、その後1年以内ごとに1回、定期に実施する健康診断については、原則としてその費用は負担しなければなりません。

ただし、医院が指定する医師の健康診断を受診しない場合には、スタッフが自ら選定した医師の健康診断を受診してもよいことになっています。その場合の費用については、スタッフ本人の事情によるものですので、スタッフの個人負担としてもよいでしょう。

Q10 パートタイムのスタッフにも健康診断を受診させなければならないか？

Q

当医院では、1年以上の期間にわたって、週2日間のみパートタイムで勤務してもらっているスタッフがいます。1日の勤務時間数は8時間です。このパートタイムのスタッフにも、健康診断を受診させなければならないでしょうか？

A

パートタイムのスタッフであっても、1年以上にわたって雇用されている者や、勤務時間数が一定以上の者については、健康診断を実施しなければなりません。

労働安全衛生法で定められている健康診断は、常時使用するスタッフについて、実施が義務づけられているものです。ただし、常勤ではないパートタイムなどのスタッフであっても、次にあげる二つの要件に該当する場合には、他の常勤スタッフ同様に、健康診断を実施しなければならないとされています。

①期間の定めのない労働契約により使用されるパートタイムなどのスタッフ（ただし、期間の定めのある労働契約により使用されるスタッフであって、契約の更新により、原則として1年以上使用されることが予定されている者および1年以上引き続き使用

されている者を含む）

②1週間の所定勤務時間数が、同じ医院で同種の業務に従事する常勤スタッフの4分の3以上であるパートタイムなどのスタッフ

なお、①の要件に達しない場合でも、②の要件に該当する場合で、1週間の所定勤務時間数が、常勤スタッフのおおむね2分の1以上のパートタイムスタッフについては、健康診断を実施することが望ましい、とされています。

ご質問のパートタイムスタッフは、すでに1年以上にわたって勤務しているとのことですので、①に掲げる雇用期間の長さについての要件には該当することになります。

問題は、②に掲げる勤務時間数についての要件です。これは、1日8時間×1週2日＝1週の所定勤務時間数が16時間ということになりますので、常勤のスタッフが1日8時間×1週5日＝1週の所定勤務時間数40時間であったとすると、このパートタイムスタッフの所定勤務時間数は、常勤スタッフの所定勤務時間数の4分の3にも、また2分の1にも満たないことになります。②の要件は満たしませんので、このパートタイムスタッフについては、法令上では、健康診断を実施しなくてもさしつかえないということになります。

しかし、医院で勤務するスタッフの適正な雇用管理のためには、1年以上にわたって雇用するパートタイムなどのスタッフに対しては、勤務時間の長さにかかわらず、常勤のスタッフと同様に、健康診断を実施するよう努めるべきでしょう。

第6章

スタッフの生活態度やセクハラ問題に関するルール

◆扱い方が難しいスタッフの生活態度・身だしなみ!

歯科医院は複数のスタッフで成り立っている組織です。昨今は、スタッフ一人ひとりの仕事に対する考え方も多様化してきています。自分の歯科医院においても、必ずしも同じ価値観のスタッフばかりを集めるというわけにはいきませんので、そこでは、スタッフ同士の摩擦やスタッフを取り巻くトラブルが生じることも避けられないでしょう。

医院としては、スタッフ一般として接するのではなく、固有の人格を有する者として、個別に配慮していくことが法的にも要請されるようになってきています。問題が生じた場合には、スタッフ一人ひとりの性格やタイプをしっかりとみて、問題がどこにあるのか、よく把握する必要があります。そのスタッフのことをどれだけ理解できているかという点が、適切な対処法を考える上でもっとも重要です。

スタッフのことをよく理解すべきとはいうものの、医院はスタッフの私生活上の行為や趣味、私的な嗜好にまで干渉することはできません。医院とスタッフは労働契約関係にある以上、スタッフの労務提供に関係のない、私生活上の言動にまで医院が支配することはできないのです。そのため、勤務終了後に毎晩お酒を夜遅くなるまで飲んでいるとか、通勤時の服装が派手だとか、そういったことにも、医院が口出しをすることができないというのが原則的な考え方です。

しかしながら、いくら私生活上の行為であったり、個人的な趣味の問題であったとしても、そのことが医院の円滑な運営に支障を来すおそれがあるなど、職場秩序に関係を有するときは、医院としては、職場秩序の維持確保のために、そのような行為をも規制の対象とすることは可能です。場合によっては、これを理由としてスタッフに懲戒を課すことも許されると解されています。

勤務終了後、毎晩のように夜遅くまでお酒を飲んでいるがために、朝までにアルコールが抜けきらず、酒気を帯びたまま出勤するスタッフがいたような場合には、医院としては、厳しい指導を行うことも必要でしょう。いくら退勤後の私生活上の行為であり、また本人の嗜好の問題だといっても、アルコールが残ったままでの就業は、他のスタッフもよい顔をしないでしょうし、本人はちゃんとやっているつもりでも、業務上の単純ミスも生じがちになるでしょう。医院としての名誉や信用を損なう可能性もある行為だといえます。嗜好の問題だとしても、厳しく禁じられるべき行為です。

こうしたトラブルは、杓子定規な法律論だけでは対応しきれない面があります。社会通念に照らし合わせ、医院の被る影響や他のスタッフへ及ぼす影響などを総合的にみて判断し、適切な措置を講じ、健全で快適な職場環境維持につとめていくべきです。

Q1 派手な茶髪で勤務するスタッフへはどう対応したらよいか？

Q

当医院には、髪の色を患者さんが驚くような明るい派手な茶色に染めて、勤務しているスタッフがいます。「少し派手すぎじゃないかなあ?」と、それとなく注意をしてみたところ、個人の自由だと主張して、まったく改める気配はありません。どのように対処したらいいでしょうか。

A

歯科医院の品位保持や患者さんとの関係などの観点から、あまりにも派手すぎて、医院の経営にとっても悪影響を及ぼすおそれがある場合には、業務上の命令として髪の色を改めるように命ずることができると解されます。

最近では、女性、男性を問わず、茶髪も珍しくなくなりました。スタッフがどのような髪の色や髪型にしたとしても、通勤時については、スタッフ個人の領域のことであり、規制をするべきではありません。

ただし、いったん職場である医院に足を踏み入れたならば、医院のイメージ保持や職場秩序の維持、スタッフ間の調和を乱す行為の禁止などの観点から、髪の色や髪型など、身だしなみに関する一定の規制を行うことは可能です。

ご質問のケースのように、現に髪を派手な茶色に染めて勤務しているスタッフに対しても、容認できる範囲を超えていると判断される場合には、業務上の命令として、派手な髪の色を改めるよう注意することももちろん可能です。

どういう場合が容認できる範囲を超えているかについては、歯科医院という職場において違和感があるかどうか、また患者さんに対して不快感や違和感を生じさせないかどうか、といった観点から判断することが重要であると思われます。

なお、日頃からスタッフの身だしなみについての規制をするのであれば、採用時の説明やその後の教育、あるいは朝礼等で身だしなみについて、医院としての考え方を十分に説明していることが大切です。こうしたことが行われていれば、医院が身だしなみを制限する合理的な理由が確立することになり、業務命令として改善を促すことができる根拠ともなります。就業規則のある医院では、就業規則に明記しておくとよいでしょう。

ただ、身だしなみについての改善命令に従わないスタッフを解雇できるかというと、必ずしも有効に行えるわけではありません。頭髪を染めたことを理由とするトラック運転手の、論旨解雇を無効と判断した裁判例があります。

したがって、患者さんからクレームが相次いでいるなどの、よほどの悪影響が医院に生じないかぎりは、「医院の品位を損ねる」といった程度の理由の解雇では、解雇権濫用とされてしまうでしょう。

Q2 多重債務に陥り、自己破産したスタッフへの対応は？

Q

先ごろ多重債務で自己破産してしまったスタッフがいます。このような自己破産したスタッフが仕事を続けるのは、医院の信用にもかかわることではないかと危惧していますが、退職を勧奨したほうがよいのでしょうか。

A

まず注意しなければならないことは、個人の財産関係と、医院における勤務は別次元のものととらえるべきだということです。破産宣告を受けたとしても、一般的には今までと同様の勤務は可能でしょうから、破産宣告を受けたこと自体を理由として、解雇したり、退職を勧奨したりするのは、行きすぎであると考えられます。

自己破産とは、その債務の合計額がその人の支払能力を超えてしまい、その資力をもって債務を十分に弁済することができなくなった場合、生活に欠くことのできないものを除く全財産を換価し、債権者に債権額に応じて平等に分配し、残った債務については、免責の申立てを行って、もはやそれ以上の請求を受けなくて済むようにするための手続のことです。

なお、この免責の申立ては、つねに認められるとはかぎりません。

破産申立手続は、スタッフの財産関係を清算して再起を可能とするための制度ですので、スタッフの医院における労務の提供とは、別次元でとらえるべきです。破産宣告を受けたとしても、一般的にはその後も同じような勤務が可能となります。

自己破産するということは、自己管理能力不足であり、スタッフとしての資質に欠けるのではないかと懸念されるかもしれません。だからといって、医院の経営に支障を来たしたとか、職場の秩序を乱したとか、具体的な理由がないかぎり、解雇や退職勧奨の理由にはなりません。要するに、破産宣告を受けたことも、私生活上のトラブルにすぎないということです。

退職勧奨よりむしろ、今後も今まで以上に誠実に勤務していけるかどうかを、自ら考えさせ、今後の職務を通じてスタッフとしての適格性を証明するよう、アドバイスすることがよいでしょう。

Q3 精神的疾患があるスタッフへの対応はどうすべきか？

Q

最近になって言動などが不自然になり、精神的疾患ではないかと思われるスタッフがいますが、本人が自覚している様子はありません。このような場合、業務命令として、専門医の受診を命ずることができるのでしょうか。

A

スタッフには、使用者である医院側が講ずる健康回復のための措置について、当該措置の内容が合理的なものである場合には、これに協力すべき信義則上の義務があるといえます。

就業規則を定めている医院においては、その就業規則にスタッフの義務として「健康回復に努める義務」「健康管理についての医院の指示を誠実に遵守する義務」などという規定が定められていれば、業務命令として専門医の受診を命ずることができます。

このような就業規則の定めがない医院においては、業務命令として受診を命ずることができるかは微妙な問題です。ただし、スタッフが労働契約上、医院において労務提供義務を負っていること、使用者である医院には、スタッフの健康などに配慮する義務（安全配慮義務）があることなどから考えると、スタッフには使用者である医院が講ずる健康回復のための措置について、その措置の内容が合理的なものであるかぎりは、これに協力すべき信義則上の義務があるといえます。

ご質問のケースのように、精神的な疾患の場合、身体的な疾患と異なり、病気の自覚がなかったり、あるいは精神的疾患だということで、職場などで不利な扱いを受けるのではないかという不安から、なかなか自ら専門医の診断を受けようとしない場合が見受けられます。しかし、問題の放置は、病状の悪化により深刻な事件がおきる事態に発展することもありますので、避けなければなりません。専門医に受診させることを第一に考え、それに向けた措置を講じましょう。

その場合、業務命令として、専門医の受診を命ずることができたとしても、嫌がるスタッフに無理やり治療を受けさせるのではなく、スタッフ本人の相談にのって助言したり、スタッフの家族に相談して、家族から受診をすすめてもらったりと、家族の理解と協力を得ることも必要です。

なお、精神的疾患であるとの専門医の診断があったとしても、このことをもってのみ即解雇できるというものではありません。精神的疾患といっても、さまざまな症状・程度があります。スタッフ本人の具体的な勤務実態や言動に照らして、解雇もやむを得ないとされる状況にあることが必要であり、その程度に至らない場合には、解雇権の濫用として無効とされます。

◆セクシュアルハラスメントに要注意！

職場におけるセクシュアルハラスメント（セクハラ）に関するトラブルは後を絶ちません。各地の裁判でも被害者の訴えが認められるケースが増え、賠償金額も高額になってきています。経営者や従業員も、セクハラは人権侵害であり、けっして許されない行為であることについて、その認識がまだ十分でないということも、セクハラが減らない要因のひとつでしょう。

職場におけるセクハラは、女性スタッフの個人としての尊厳を不当に傷つけ、女性スタッフの就業環境を悪化させ、能力の発揮を阻害することにつながります。医院にとっても、職場秩序や円滑な業務の遂行を阻害し、社会的評価にも影響を与えかねません。

セクハラは、スタッフ間の個人的な問題とお考えの方もいらっしゃるかもしれませんが、セクハラは医院の雇用管理上の問題であり、医院の問題なのです。男女雇用機会均等法では、セクハラは雇用管理上の問題であると位置づけ、医院は、セクハラを防止するために配慮しなければならない（平成19年4月からは義務化される）ことを明確に規定しています。職場においてセクハラが生じないよう、経営者である医院に適切な配慮をするよう義務づけているのです。

当事者間の問題として放置しておくと、男女雇用機会均等法違反となるだけにとどまらず、訴訟が起こされると、医院も使用者責任（民法第７１５条）を問われることになります。「使用者責任」とは、医院のスタッフが、セクハラにより他のスタッフなどに損害を与えた場合には、経営者である医院も連帯責任をとることになるということです。

スタッフを使って医院を経営しているのですから、これにともなって生じたことに関しては、経営者としての責任をとりなさいという趣旨です。訴訟を起こされてしまうと、医院の社会的評判も傷つき、損害賠償請求されるなどの損害も被ることになります。

このように、セクハラはいったん起きてしまうと被害者のみならず、医院の経営にも大きな影響を与えることになります。セクハラをなくすためには、防止対策こそがもっとも基本的かつ有効な対策といえるでしょう。セクハラを防止するため、セクハラに対する正しい知識を身につけ、そのうえで一人ひとりの意識を変えていくことが必要です。そのためにも、医院の経営者としては、セクハラはけっして許されない行為であることを、強いリーダシップでスタッフの皆さんに示すことが大切です。

また、万が一にでも、医院内でセクハラに関する問題が生じてしまった場合には、事態が深刻にならないうちに、医院が積極的に介入して被害を最小にとどめるという姿勢こそがスタッフの権利を守るだけでなく、医院の利益を守ることにもつながります。

Q1
「医院内でセクハラの被害を受けている」とスタッフから申し出られたら？

Q

女性スタッフから「医院内で他のスタッフから〝次々に彼氏を変えている〟とか〝ある患者さんと不倫している〟など、ありもしない噂を流されて困っている」との訴えがありました。個人的な問題でもあるので、医院としては関与したくないと考えているのですが、問題はないでしょうか？

A

職場において行われる相手の「望まない」性的な言動を、セクシュアルハラスメント（セクハラ）といいます。医院内でセクハラが行われたという申し出があった場合には、事業主である院長は、それを放置することなくすみやかに調査し、被害者の救済と再発防止に努める義務を負います。

前述のように、医院におけるセクハラは、女性スタッフ個人としての尊厳を不当に傷つけるとともに、女性スタッフの就業環境を悪化させ、能力の発揮を阻害することにつながります。

また、医院にとっても、職場秩序や円滑な業務の遂行を阻害し、患者さんや社会的評価にも影響を与える問題です。

〔職場におけるセクハラとは……〕

①対価型セクハラ／職務上の地位を利用するなどして、性的関係を拒否した女性労働者を解雇するなど、性的言動に対する女性労働者の対応によって、その女性労働者を解雇したり、降格や減給などの不利益を負わせるような行為

②環境型セクハラ／性的な冗談をいったり、ヌードポスターを掲示するなどして、女性労働者の就業意欲を低下させるなど、性的言動によって女性労働者の就業環境を不快にさせ、女性労働者の就業に支障を生じさせるような行為

（平成19年4月からは、男性労働者に対する言動もセクハラの対象とされます）

ここでいう〝性的な言動〟とは、性的関係を強要することはもちろん、必要なく体に触ったり、わいせつなヌードポスターを掲示するなどの行為のほか、性的な事実関係を尋ねたり、性的な内容の情報を意図的に流すなど、性的な冗談、食事・デートなどに執拗に誘ったりすることなども該当します。たとえ悪意がなかったことだとしても、女性スタッフが望まないものであれば問題となります。

ご質問のケースは、流された噂の内容は明らかに女性スタッフの望んでいない「性的な言動」であるといえますし、そのことにより本人が不快に感じているので、職場における〝環境型セクハラ〟に該当すると考えられます。

男女雇用機会均等法では、職場におけるセクハラ行為防止のため、事業主に雇用管理上

必要な配慮をするよう義務づけていましたが、平成19年4月からは、必要な措置をとることが義務づけられます（「配慮」から「措置」へ）。具体的に配慮すべき事項は、次のとおりです。

〔セクハラ防止のために配慮すべき事項〕

①**事業主の方針の明確化およびその周知・啓蒙**……就業規則等の服務規律条項や懲戒条項などで、セクハラ防止規定を定めること
②**相談・苦情への対応**……苦情処理制度を設けること
③**職場においてセクハラ行為が生じた場合の事後の迅速かつ適切な対応**……相談担当者が迅速に事実確認を行い、事案の内容に応じて配置転換など雇用管理上の措置を講ずること

女性スタッフからご質問のような申し出があった場合には、それを放置することなくすみやかに調査し、被害者の救済と再発防止に努めなければなりません。

セクハラは、被害者の人格権を侵害する行為でもあり、あってはならないものです。かといって、スタッフがセクハラをしなければ足りるというものではなく、スタッフがそのようなことをしないように、事業主である院長にセクハラ防止の義務が課せられているのです。院長先生みずから「セクハラは絶対に容認しない」という態度を、いつもスタッフに示していただくことが望まれます。

Q2 「お酒を飲みに行こう」とスタッフを誘うこともセクハラになるの？

Q 当医院では、業務終了後に、しばしば院長である私からスタッフみんなを誘って、お酒を飲みに行くことがあります。ある日、いつもどおりスタッフみんなにお酒を飲みに行こうと声をかけたところ、スタッフの一人から「そうやってたびたび誘うのは、セクハラじゃないですか」と指摘されました。お酒を飲みに誘う行為もセクハラになるのでしょうか。

スタッフが明確に拒否しているのに、執拗に誘うようであれば、セクハラと判断されることがあります。

A

前述のようにセクハラは、性的な言動に対する対応により、女性労働者が労働条件上不利益を受ける「対価型のセクハラ」と、性的な言動により女性労働者の就業環境が害される「環境型のセクハラ」の二つの種類に区分されています。

①対価型のセクハラとは……

職場において行われる女性労働者の意に反する性的な言動に対する女性労働者の対応により、当該女性労働者が解雇・降格・減給などの不利益を受けることです。職場において、上司が女性労働者に対して性的な関係を要求したものの、これを拒否されたため、この女性労働者を解雇するということなどがこれに該当します。

- 上司から性的関係を強要され、拒否したら査定を下げられた
- 上司から1対1で食事に誘われ、断ったら昇給対象から外された
- 職場で上司が体に触ったので抵抗したら、その場で解雇された
- 契約社員が、社長が日常的に行っている女性従業員に対する性的発言を注意したら、その後の契約の更新を拒否された

②環境型のセクハラとは……

職場において行われる女性労働者の意に反する性的な言動により、女性労働者の就業環境が不快なものとなったため、能力の発揮に重大な悪影響が生じたりして、女性労働者が就業する上で見すごせない程度の支障が生じることです。

職場内において、上司が女性労働者の腰・胸などにたびたび触ったため、当該女性労働者が苦痛に感じ、その就業意欲が低下していることなどがこれに該当します。性的な侮辱発言などの言語的ハラスメントや、ヌード写真を見せるなどの視覚的ハラスメントも、これに当たります。

たとえば――

- 胸や腰をじっと見る男性従業員がいて、不快に感じる

●職場に水着姿の女性のカレンダーが貼ってあり、不快に感じる
●通るたびに髪や肩を触ってくる男性従業員がいて、不快で仕事に手がつかない
●「性的にふしだらで、よく遊んでいる」という噂を職場で流され、職場にいるのがいたたまれない……など

この環境型のセクハラは、相手が望まない意に反する性的な言動のことをいうため、どこまでがセクハラであり、どこからがセクハラではないかという明確な基準が存在するわけではありません。望まないことや意に反することというのは、そのときの状況によって感じ方も変わってきます。

ご質問のケースでは、院長であるあなたの日頃からのスタッフに対する言動や誘い方、飲んでいる最中やその前後の言動などが、セクハラ判断のための重要な要素となります。スタッフが明確に拒否しているのに、執拗に誘うようであれば、たとえそれが親しさの表現とか個人的な好意による場合であっても、セクハラと判断されることもあります。

誘ったときや飲んでいる最中などに、スタッフが迷惑そうな素振りをみせたら、誘い続けないなどの配慮が求められます。また、院長が声をかけても都合が悪いときには断ることができるというのが、女性スタッフにかぎらず、男性スタッフとの間でも、望ましい勤務時間外での接し方ではないでしょうか。

Q3 自分がやったらセクハラになるのに、他の人はならないのは？

Q

いつも機敏に業務をこなしているスタッフに「よく頑張っているね」と肩をたたいたら、「院長、それはセクハラなのでやめてください」といわれました。当医院で勤務している男性医師は、いつもスタッフの肩をたたきながらあいさつを交わしています。同じスキンシップをはかっても、人によってセクハラになる場合と、ならない場合があるのでしょうか？

A

日常的なスキンシップであったとしても、相手が不快だと感じればセクハラになりますし、他の人が同じ行動をしても、相手が不快だと感じなければセクハラにはなりません。

セクハラは、強制わいせつ行為など、明らかに性犯罪に当たるものを除けば「誰が誰に対して行ってもセクハラである」という行為はありません。同じことをしても、人によってセクハラになったり、ならなかったりということが、不公平なようにも思えますが、「あり」なのです。

セクハラは、相手が望まない意に反する行為をいいますので、同じ行為であっても相手が嫌だと感じなければ、セクハラにはなりません。

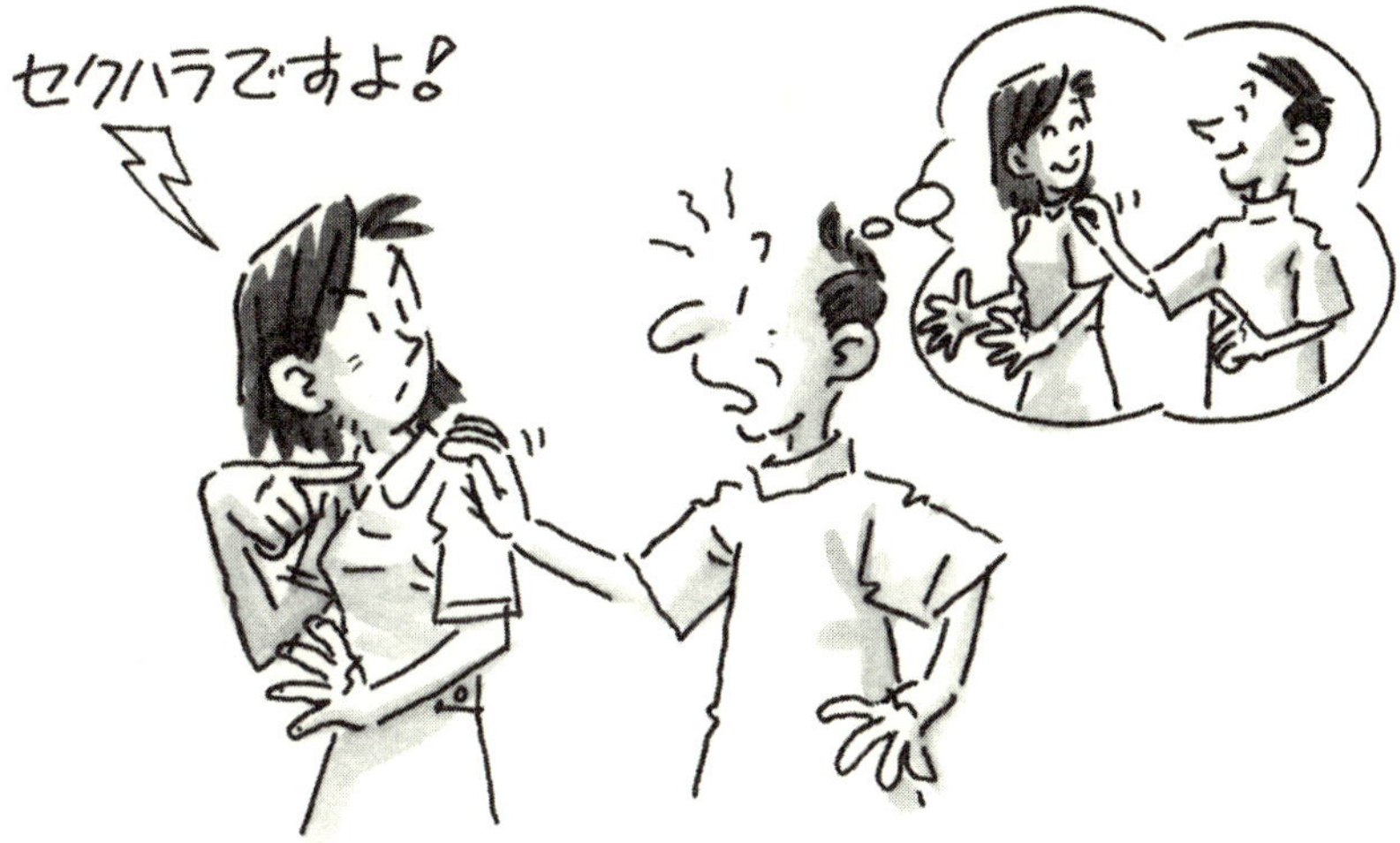

たとえ、相手によかれと思ってした行動であったとしても、相手が受け入れなければセクハラとなり得るのです。

職場で肩をたたく、握手をするなどの行為も、スキンシップやコミュニケーションをはかるためにやっていることだと主張する人もいます。たしかに、職場でのこうした行為が、ごく自然なものとして受け入れられるだけの信頼関係が築かれていた場合には、スキンシップとして許容されるかもしれません。

そうであったとしても、中には嫌がる人もいます。職場でスキンシップを行わなければならない必然性はありません。

いくらスタッフを激励するためのスキンシップであっても、セクハラだということにならないために、体に触れたりする行為には慎重であるべきでしょう。

Q4 「○○ちゃん」「おばさん」というのもセクハラになる?

Q

女性スタッフの一人が「最近、肩こりがひどい」といっているのを聞いて、「君もおばさんになったなあ」と冗談をまじりでいったら、「それはセクハラです」と不快な顔をされました。冗談で「おばさん」と呼ぶこともセクハラになるのでしょうか。

A

たとえ冗談であっても、女性スタッフに対して「おばさん」「○○子さん」「○○ちゃん」などと呼ぶことは、セクハラになる場合があります。

「男は仕事、女は家庭」というような、性別役割分担意識や性的差別意識にもとづいて行われるいやがらせを、ジェンダーハラスメントといいます。

ジェンダーハラスメントの具体例としては、次のようなものがあげられますが、その多くが加害者意識なく行われているものだと考えられています。

- 女性のみに、職場でのお茶くみや掃除などを当然のようにいいつける
- 「女の子」「お嬢さん」「おばさん」などと、人格を認めないような呼び方をする
- 「女には仕事を任せられない」「女性は仕事ができなくても、若くてきれいなのがい

い」などと発言する

●「早く結婚しなさい」「子供はまだか」などという

●酒席で女性にお酌を強要する

●カラオケでデュエットを強要する

男女雇用機会均等法では、ジェンダーハラスメントは、性的な言動に引き起こされるセクハラとは異なり、ただちにセクハラとはいえないとされています。ただし、ジェンダーハラスメントを放置しておけば、事態を悪化させて、女性スタッフの就業環境を害するおそれがありますし、女性スタッフに対する、より深刻なセクハラを招く可能性も否定できません。

ご質問のケースでも、悪意もなく冗談のつもりでの発言が、スタッフを思わぬ形で傷つけてしまったのかもしれません。冗談であっても、相手に不快な顔をされたら、それ以降は同じような発言を控えることです。

また、職場では職制で「○○長」などと呼ぶか、男女問わず「○○さん」と呼ぶよう心がけるべきです。

《参考》就業規則（歯科医院モデル）

第1章　総　則

第1条（目的）　この規則は、○○歯科医院（以下「医院」という）に勤務する従業員の服務規律、労働条件その他の就業に関する事項を定めたものである。
2　この規則及び付属する諸規程に定める事項のほか、従業員の就業に関する事項は、労働基準法その他の法令の定めるところによる。

第2条（適用範囲）　この規則は、医院に勤務するすべての従業員に適用する。ただし、パートタイム等就業形態が特殊な勤務に従事する従業員については、その者に適用する特別の定めをした場合はその定めによる。

第3条（規則遵守の義務）　医院及び従業員は、この規則及び付属する諸規程の定めを遵守し、相互に協力して医院の発展と労働条件の向上に努めなければならない。

第2章　採　用

第4条（採用選考）　医院は、入職希望者のうちから、書類審査、筆記試験、適性検査及び面接試験のうちの必要な選考方法によって、適格性の有無を審査したのち、合格したものを従業員として採用する。
2　入職希望者は、次の書類を事前に医院宛に提出しなければならない。
(1)　自筆による履歴書（3ヵ月以内の写真付）
(2)　中途採用者は、職務経歴書
(3)　新卒者は、最終学校卒業証明書

第5条（労働条件の明示）　医院は、前条の選考手続きを経て採用が決定した従業員に対し、この規則及び付属する諸規程の他、労働条件通知書を交付する。

第6条（採用決定者の提出書類）　第4条の選考手続きを経て採用が決定した従業員は、採用日から2週間以内に、次の書類を医院に提出しなければならない。ただし、医院が特に必要がないと認めた場合には、この限りでない。なお、提出後、記載事項に変更が生じたときは、そのつど医院に届け出なければならない。
(1)　履歴書（3ヵ月以内の写真付）
(2)　扶養親族届
(3)　源泉徴収票（前職がある者のみ）
(4)　年金手帳
(5)　雇用保険被保険者証（前職がある者のみ）

(6) 健康診断書（3ヵ月以内のもの）
(7) 誓約書（医院所定のもの）
(8) 住民票記載事項証明書
(9) 身元保証書（独立生計を営む成年者である身元保証人1名以上によるもの）
(10) その他医院が必要と認め、提出を求めた書類など

第7条（試用期間） 新たに採用した従業員については、採用日から3ヵ月間を試用期間とする。ただし、特殊の技能または経験を有する者及びパートタイムから従業員に登用した場合等で医院が認めた場合には、試用期間を短縮し、または設けないことがある。
2 試用期間を満了したことをもって直ちに正規の従業員として登用することが適当でないと認められる場合には、3ヵ月を超えない範囲で試用期間を延長することがある。
3 試用期間中または試用期間満了の際、引き続き正規の従業員として勤務させることが不適当と認められる者については、第57条の定めにもとづき解雇する。
4 試用期間は、継続勤務年数に通算する。

第3章 勤 務

第1節 勤務時間・休憩・休日

第8条（所定勤務時間） 所定勤務時間は、休憩時間を除き1日8時間、1週40時間以内とする。

第9条（始業、終業の時刻及び休憩の時刻） 始業、終業の時刻及び休憩の時刻は次のとおりとし、従業員ごとの早番と遅番の別については、毎月25日までに翌月分の勤務割表を作成し、通知するものとする。
(1) 早番勤務
①始業時間 9：00
②終業時間 18：00
③休　　憩 13：45から14：45まで
(2) 遅番勤務
①始業時刻 10：30
②終業時刻 19：30
③休　　憩 13：45から14：45まで

第10条（始業、終業時刻等の変更） 交通ストその他やむを得ない事情がある場合または業務上臨時の必要がある場合は、あらかじめ、全部または一部の従業員について、前条に定める始業、終業及び休憩の時刻を変更することがある。ただし、この場合においても1日の勤務時間が第8条に定める所定勤務時間を超えないこととする。

第11条（休憩時間の利用） 従業員は、休憩時間を自由に利用することができる。ただし、外出するときは、医院に届け出なければならない。
2 従業員は、他の従業員の休憩を妨げないようにし

なければならない。

第12条（休日）　休日は、次のとおりとする。
(1)　日曜日
(2)　木曜日
(3)　国民の祝日
(4)　年末年始（12月29日から1月5日まで）
(5)　夏期休暇（医院が指定する3日間）

第13条（休日の振替）　医院は、業務の都合上必要がある場合には、前条に定める休日を1週間以内の他の日と振り替えることがある。
2　前項の場合、前日までに振替による休日を指定して従業員に通知する。

第14条（時間外勤務及び休日勤務）　医院は、業務の都合上必要がある場合には、従業員に対し、第8条に定める所定勤務時間を超えて勤務（以下「時間外勤務」という）を命じ、または第12条に定める休日に勤務（以下「休日勤務」という）を命ずることができる。この場合において、労働基準法で定める勤務時間（以下「法定勤務時間」という）を超えて勤務を命じ、または労働基準法で定める休日（以下「法定休日」という）に勤務を命ずる場合には、従業員を代表する者と書面による協定を締結し、あらかじめ所轄労働基準監督署長に届け出るものとし、当該労使協定で定める延長時間等の範囲内で命ずるものとする。
2　前項の命令は、個々の従業員に対して行うものとし、これを命ぜられた従業員は正当な理由なくこれを拒んではならない。
3　従業員は、自らの業務上の必要により、第1項に規定する時間外勤務及び休日勤務をする場合には、あらかじめ所定の様式に記入することにより医院に申請し、承認を得なければならない。

第15条（災害時等の勤務）　医院は、災害その他避けることのできない事由によって、臨時の必要があるときは、従業員に対し、法定勤務時間を超えて勤務を命じ、または法定休日に勤務を命ずることができる。この場合においては、あらかじめ所轄労働基準監督署長の許可を得て、もしくは事後に届け出ることにより命ずるものとする。

第16条（出張等の勤務時間及び旅費）　従業員が、出張その他医院の用務をおびて医院外で勤務する場合で勤務時間を算定しがたいときは、原則として所定勤務時間を勤務したものとみなす。ただし、医院があらかじめ別段の指示をしたときは、この限りでない。
2　従業員が業務により出張する場合は、別に定める旅費規程により旅費を支給する。

第2節　出　退　勤

第17条（出退勤）　従業員は、出勤及び退勤に際しては、次の事項を守らなければならない。

(1) 始業時刻までに出勤すること

(2) 出勤したときは、直ちに所定の出勤簿に始業時刻を記載すること

(3) 退勤は、機器、器具、書類等を整理格納した後に行うこと

(4) 退勤するときは、所定の出勤簿に終業時刻を記載すること

2　次の各号にいずれかに該当する従業員に対しては、出勤を禁止し、または退勤を命ずることがある。

(1) 風紀秩序を乱し、または衛生上有害と認められる者

(2) 火気、凶器その他業務に必要でない危険物を携帯する者

(3) 業務を妨害し、もしくは医院の秩序を乱し、またはそのおそれのある者

(4) 前各号の他医院が必要と認めた者

第18条（遅刻、早退及び私用外出）　従業員は、やむを得ない事由により遅刻、早退または勤務時間中に私用外出をしようとするときは、事前に届け出て医院の許可を得なければならない。

2　正当な理由なく事前の届け出をせず、しかも当日始業時刻から3時間以内に連絡せずに欠勤した場合は、無断欠勤とする。

第19条（欠勤）　従業員は、傷病その他やむを得ない事由により欠勤する場合には、欠勤の事由ならびに予定日数についてあらかじめ医院に届け出て承認を受けなければならない。ただし、やむを得ない理由により事前の届け出ができなかったときは、事後速やかに医院に届け出て承認を得るものとする。

2　傷病等による欠勤が引き続き5日を超えるときは、療養に必要と認められる期間を記載した医師の診断書、その他の証明書を提出しなければならない。

第20条（遅刻、早退及び欠勤の例外）　従業員が遅刻、早退または欠勤をした場合においても、地震、火災、風水害等の天災事変のため必要やむを得ない場合、及びその他やむを得ない事情があると医院が認めた場合には、その取り扱いをしないものとする。

第3節　休暇等

第21条（年次有給休暇）　医院は、採用の日から6ヵ月間継続勤務し、所定勤務日数の8割以上出勤した従業員に対し、10日の

継続勤務年数	0.5年	1.5年	2.5年	3.5年	4.5年	5.5年	6.5年以上
年次有給休暇日数	10日	11日	12日	14日	16日	18日	20日

1週間の所定勤務日数		4日	3日	2日	1日
1年間の所定勤務日数		169日～216日まで	121日～168日まで	73日～120日まで	48日～72日まで
継続勤務年数	0.5年	7日	5日	3日	1日
	1.5年	8日	6日	4日	2日
	2.5年	9日	6日	4日	2日
	3.5年	10日	8日	5日	2日
	4.5年	12日	9日	6日	3日
	5.5年	13日	10日	6日	3日
	6.5年以上	15日	11日	7日	3日

年次有給休暇を付与する。その後は、1年間継続勤務するごとに、当該1年間における所定勤務日数の8割以上出勤した従業員に対し、前ページ下の表のとおり継続勤務年数に応じた日数の年次有給休暇を付与する。

2　前項の規定にかかわらず、医院は、週の所定勤務時間数が30時間未満であり、かつ、週の所定勤務日数が4日以下（週以外の期間によって所定勤務日数を定める従業員については、年間所定勤務日数が216日以下）の従業員に対しては、上の表のとおり所定勤務日数及び継続勤務年数に応じた日数の年次有給休暇を付与する。

3　年次有給休暇は、従業員が指定した時季に与える。ただし、従業員の請求した時季に年次有給休暇を与えることが事業の正常な運営に支障を生ずると認められる場合には、他の時季に与えることができる。

4　前項の規定にかかわらず、従業員を代表する者との間に休暇の計画的付与に関する書面による協定を締結した場合には、各従業員の有する年次有給休暇日数のうち各年度5日を越える部分については、当該協定の定めるところにより、これを計画的に付与することができるものとする。

5　従業員は、年次有給休暇を取得する場合は、あらかじめ所定の様式に記入して申し出なければならない。ただし、従業員が傷病または自己の都合により欠勤した場合であって、本人の希望があった場合には、欠勤を年次有給休暇と振り替えることができるものとする。

6　当該年度に行使しなかった年次有給休暇は、付与日から2年経過するまでの間に限り、繰り越すことができる。繰り越された年次有給休暇とその後に付与された年次有給休暇のいずれも取得できる場合には、繰り越された年次有給休暇から先に取得しなければならない。

7　年次有給休暇により休んだ期間については、通常の給与を支払う。

8　年次有給休暇の取得単位は、1日もしくは半日とする。

第22条（産前・産後休暇等）　6週間（多胎妊娠の場合は14週間）以内に出産予定の女性従業員が請求した場合は、産前休暇を与える。

2　産後8週間を経過していない女性従業員は就業させないものとする。ただし、産後6週間を経過した女性従業員が就業を請求する場合には、医師が認める業務に就かせることがある。

3　妊娠中の女性従業員が請求した場合は、他の軽易な業務に転換させる。

4　妊娠中または産後1年を経過しない女性従業員が請求した場合は、第14条第1項及び第15条の規定にかかわらず、時間外勤務、休日勤務及び午後10時から午前5時までの間の勤務を命ずることはない。

5　妊娠中または産後1年を経過しない女性従業員が母子保健法にもとづく健康診査等のために医師の指示によって通院する場合には、これに必要な時間の休暇を与える。

第23条（生理休暇）　生理日の就業が著しく困難な女性従業員が請求した場合には、必要な時間の休暇を与える。

第24条（育児時間・育児介護休業）　生後1年未満の乳児を育てる女性従業員が請求した場合は、休憩時間のほか、1日2回、各30分の育児時間を与える。

2　別に定める「育児・介護休業規程」に定める対象者が申し出た場合は、その規定にもとづき育児休業または介護休業を与える。

第25条（公民権行使の時間）　従業員が勤務時間中に選挙権の行使、その他公民としての権利を行使するため、請求した場合は、それに必要な時間の休暇を与える。

2　医院は、従業員から前項の申出があった場合に、権利の行使を妨げない限度においてその時刻を変更することがある。

第26条（特別休暇）　従業員が次の各号のいずれかに

該当するときは、それぞれに定める日数の特別休暇を与える。

(1) 本人が結婚するとき　7日
(2) 配偶者が出産するとき　3日
(3) 父母、配偶者または子が死亡したとき　7日
(4) 祖父母、配偶者の父母または兄弟姉妹が死亡したとき　5日
(5) その他前各号に準じ、医院が必要と認めたとき必要と認めた期間

第27条（特別休暇等の給与）　第22条から前条までに定める休暇等の期間中の給与の取扱いについては「給与規程」の定めるところによる。

第4節　異　動

第28条（異動）　医院は、業務上必要がある場合は、従業員に対し就業場所または従事する業務内容の変更、もしくは関係機関への出向を命ずることがある。

2　前項の命令を受けた従業員は、正当な理由なくこれを拒むことはできない。

第5節　休　職

第29条（休職事由）　従業員（試用期間中及び契約期間を定めて雇用された従業員を除く）が次の各号のいずれかに該当した場合は、休職とする。

(1) 業務外の傷病により欠勤が引き続き1ヵ月を超える場合
(2) 前条の規定により関係機関に出向した場合
(3) 地方公共団体の議員等の公職に就任し、医院の業務の正常な提供が行えない場合
(4) 前各号の他、特別の事情があって休職させることを必要と認めた場合

2　従業員が前項第1号の定めに該当し休職する場合には、医師の診断書を提出しなければならない。この場合において、医師について医院が指定することがある。

第30条（休職期間）　休職期間は、次のとおりとする。

(1) 前条第1号の場合　6ヵ月以内
(2) 前条第2号の場合　出向している期間
(3) 前条第3号及び第4号の場合　その必要な範囲で医院が認める期間

2　前項に定める休職期間は、同項第1号は2分の1を継続勤務年数に加算し、その他の各号については加算しない。

第31条（復職）　休職期間満了前に休職事由が消滅したと認められるときは、直ちに復職させる。

2　休職期間中の従業員が復職を希望するときは、医院に復職願を提出しなければならない。

3　第29条第1号に該当し休職していた従業員が復職

する場合は、医師の診断書を提出しなければならない。この場合において、医師について医院が指定することがある。

第32条（再休職）　第29条第1号に該当し休職していた従業員で、復職後3ヵ月以内に同一の事由により1週間以上欠勤したときは、その欠勤期間を含めて前回の休職の延長とみなすものとする。

第33条（休職期間中の給与等）　第30条第1項に定める休職期間中は、原則として給与を支給しない。

第4章　服務規律

第34条（服務の基本原則）　従業員は、この規則及び附属する諸規程に定めるものの他、医院の業務上の指揮命令に従い、自己の業務に専念し、作業能率の向上に努めるとともに、互いに協力して職場の秩序を維持しなければならない。

第35条（服務心得）　従業員は、常に次の事項を守り服務に精励しなければならない。

(1) 常に健康に留意し、積極的な態度をもって勤務すること
(2) 自己の業務上の権限を超えて専断的なことを行わないこと
(3) 常に品位を保ち、医院の名誉を害し信用を傷つけるようなことをしないこと
(4) 医院の業務上の機密、業務上知り得た個人情報及び医院の不利益となる事項を他に洩らさないこと
(5) 医院の機械、器具その他の備品を大切にし、原材料、燃料、その他の消耗品の節約に努め、薬品、製品及び書類は丁寧に取り扱いその保管を厳重にすること
(6) 医院の許可なく職務以外の目的で医院の設備、機器、器具、薬品その他の物品を使用しないこと
(7) 職務に関し、不当な金品の借用または贈与の利益を受けないこと
(8) 勤務時間中はみだりに職場を離れないこと
(9) 酒気をおびて勤務しないこと
(10) 職場の整理整頓に努め、常に衛生を保つようにすること
(11) 所定の場所以外で喫煙し、または火気を許可なく使用しないこと
(12) 業務を妨害し、または職場の風紀秩序を乱さないこと
(13) 職場内において、政治・宗教・各種団体への勧誘的活動を行わないこと
(14) 医院の許可なく業務に関係のない印刷物などの配布・掲示などをしないこと

(15)　担当の業務または命令、指示された業務は責任をもって完遂すること

第36条（兼職等の制限）　従業員は、医院に在籍のまま他の事業所の役員または従業員となったり、もしくは自ら営利を目的とする事業を営もうとする場合には、あらかじめ医院の許可を得なければならない。公職に就きまたは立候補する場合、ならびに講演、文筆活動をする場合にも同様とする。

第37条（セクシュアル・ハラスメントの禁止）　従業員は、職務に関連しまたは職場において、次に掲げる性的言動等を行ってはならない。

(1)　性的言動（性的冗談、意図的な性的噂の流布、食事など執拗な誘いなど）

(2)　性的なものを視覚に訴えること（ヌードポスターの掲示）

(3)　性的な行動（身体への不必要な接触）

(4)　男女の性を理由とする差別

(5)　その他前各号に準ずる行為

第5章　安全及び衛生

第38条（遵守義務）　医院及び従業員は、職場における安全及び衛生の確保に関する法令及び諸規程で定められた事項を遵守し、相互に協力して災害、その他の事故の未然防止に努めるものとする。

第39条（災害等の防止）　従業員は、災害、その他の事故を発見し、またはその危険があることを知ったときは、臨機の措置をとり被害を最小限にとどめるよう努めなければならない。

第40条（健康診断）　医院は、従業員に対し毎年1回の健康診断を実施する。

2　医院は、前項に定める場合のほか、必要に応じて従業員の全部または一部に対して臨時に健康診断または予防接種を行うことがある。

3　健康診断を命ぜられた従業員は必ずこれを受けなければならない。ただし、他の医師の健康診断を受け、その結果を証明する診断書を提出した場合には、これに代えることができる。

3　健康診断の結果、とくに必要があると認められる場合には、就業を一定期間禁止し、または業務内容を変更するなどの必要な措置をとることがある。

第41条（就業制限等）　従業員が次の各号のいずれかに該当する場合は、医師の意見を聴いたうえで就業を禁止または制限する。この場合、従業員はこれに従わなければならない。

(1)　法定伝染病にかかった者及びその保菌者

(2)　同居の家族が法定伝染病にかかり、またはその疑いがある場合であって医院が必要と認めた者

(3)　精神障害のため、就業させることが不適当と認

められる者

(4) 心臓・腎臓・肺などの疾病で、就業によって病勢が著しく増悪する恐れのある者

(5) その他、前各号に準ずる者で就業を禁止または制限することが適当と認められる者

2 前項に定める就業制限等の期間中については、原則として無給とする。

第42条（伝染病等の届出） 従業員は同居の家族または近隣の者が法定伝染病にかかり、あるいはその疑いがある場合には、直ちに医院に届け出なければならない。

第6章 給与

第43条（給与） 従業員の給与は、別に定める「給与規程」にもとづき支給する。

第44条（退職金） 従業員の退職金は、別に定める「退職金規程」にもとづき支給する。

第7章 表彰・制裁

第45条（表彰） 従業員が次の各号のいずれかに該当する場合には、そのつど審査のうえ、これを表彰するものとする。

(1) 品行方正、技術優秀、業務熱心で他の従業員の模範と認められる場合

(2) 災害や事故を未然に防止し、または災害や事故の際、功績が顕著であった場合

(3) 業務上、有益な発明、改良または工夫、考案のあった場合

(4) 社会的功績により、医院の名誉、信用を高めた場合

(5) その他、前各号に準ずる程度に善行または功労があると認められた場合

2 前項の表彰は、賞状のほか賞品または賞金を授与してこれを行う。

第46条（制裁の種類） 従業員がこの規則及び付属する諸規程に違反した場合、次に定める種類に応じて制裁処分を行う。ただし、情状酌量の余地があるか、改悛の情が顕著であると認められたときは、制裁の程度を軽減することがある。

(1) 訓　戒／始末書をとり将来を戒める。

(2) 減　給／始末書を提出させ、1回の事案に対する額が平均賃金の1日分の半額、総額が1ヵ月の給与総額の10分の1の範囲で給与を減ずる。

(3) 出勤停止／始末書を提出させ、1ヵ月間を限度として出勤を停止し、その期間中の給与は支払わない。

(4) 懲戒解雇／予告期間を設けることなく即時解雇

する。この場合において所轄労働基準監督署長の認定を受けたときは、予告手当も支給しない。

第47条（訓戒）　従業員が次の各号のいずれかに該当する行為をした場合は、訓戒に処する。

(1)　正当な理由なく、遅刻、早退または欠勤したとき

(2)　この規則及び付属する諸規程に定める服務規律に違反した場合であり、その事案が軽微なとき

(3)　本人の不注意により業務に支障を来したとき

(4)　その他、前各号に準ずる程度の不都合な行為を行ったとき

第48条（減給・出勤停止）　従業員が次の各号のいずれかに該当する行為をした場合は、減給または出勤停止に処する。

(1)　この規則及び付属する諸規程に定める服務規律にしばしば違反したとき

(2)　正当な理由なく欠勤をたびたび繰り返したとき

(3)　この規則及び付属する諸規程に定める手続及び届出を怠りまたは偽ったとき

(4)　従業員本人の過失により、事故または災害を発生させ、医院に重大な損害を与えたとき

(5)　その他、前各号に準ずる程度の不都合な行為を行ったとき

第49条（懲戒解雇）　従業員が次の各号のいずれかに該当する行為をした場合は懲戒解雇に処する。ただし、情状によっては、通常の解雇または減給もしくは出勤停止にとどめることがある。

(1)　無断欠勤14日以上に及んだとき

(2)　この規則及び付属する諸規程に定める服務規律違反が数度に及び、改善の見込みのないとき

(3)　医院内外において法令に触れる行為をし、医院の名誉を著しく汚し、信用を失墜させたとき

(4)　重要な経歴を偽り採用されたとき

(5)　故意または重大な過失により災害または事故を発生させ、医院に重大な損害を与えたとき

(6)　職務上知り得た業務上の重要機密及び個人情報を外部に漏らし、または漏らそうとしたとき

(7)　他の従業員に対して、暴行、脅迫、監禁及びその他医院内の秩序を乱す行為をしたとき

(8)　前2条に定める懲戒処分（訓戒、減給・出勤停止）を再三にわたって受け、なお改善の見込みがないとき

(9)　この規則及び付属する諸規程に定める服務規律に違反した場合であって、その事案が重篤なとき

(10)　医院の許可なしに、医院に在籍のまま他の事業所の役員または従業員となったり、または自ら事業を営んだとき

(11) 正当な理由なく業務上の指揮命令に従わず、不当に反抗し、または業務の正常な運営を妨害したとき
(12) 医院の物品を着服し、または他に流用したとき
(13) その他、前各号に準ずる程度の不都合な行為を行ったとき

第50条（制裁の連座）　従業員が他の従業員を教唆、扇動して制裁処分に該当する行為をさせ、またはそれを助けたり、隠ぺいしたときは、その従業員に対しても本人に準じて第46条に定める制裁条項を適用することがある。

第51条（制裁の決定）　従業員に制裁処分に該当する嫌疑があるときは、処分が決定するまでの間、自宅待機を命ずることがある。この期間は無給とする。
2　制裁処分の決定に際しては、従業員本人に弁明の機会を与えるものとする。

第8章　退職・解雇

第52条（退職）　従業員が次の各号のいずれかに該当するに至ったときは、その日を退職の日とし、従業員としての地位を失う。
(1) 死亡したとき
(2) 契約期間を定めて雇用した従業員の契約期間が満了し、その更新がされないとき
(3) 自己の都合により退職を届け出て医院が承認したとき、または退職届提出後14日を経過したとき
(4) 定年に達したとき
(5) 休職している従業員の休職事由が消滅し、または休職期間が満了してもなお復職できないとき
(6) 医院が退職を勧奨し、従業員がこれを了承したとき
2　従業員が行方不明、または無断欠勤によって暦日により引き続き30日を超えて勤務しないときは、退職したものとみなす。ただし、無断欠勤が病気その他特別でやむを得ない理由によるものであったと医院が認めたときは、退職を取り消すことがある。

第53条（定年）　従業員（契約期間を定めて雇用された者を除く）の定年は満60歳とし、定年に達した日をもって自然退職とする。

第54条（定年後再雇用）　前条の規定により定年退職する従業員が希望した場合には、1年を超えない範囲内で契約期間を定め、定年後引き続き再雇用するものとする。ただし、再雇用の適用を除外する者を別に定めた場合には、この限りではない。
2　前項の契約期間は、1年を超えない範囲内において更新することができる。ただし、その者の年齢が65歳に達する日以後における、最初の3月31日を超えて

更新することはない。
3　前2項の他、再雇用後の労働条件その他必要な事項は、別に定める。

第55条（退職手続）　従業員は、自己の都合により退職しようとするときは、特別の事由がある場合を除き、退職しようとする日の30日前までに、医院に退職願を提出し、退職の承認を受けなければならない。
2　従業員は、退職の際は退職日までに引継ぎを万全にするため最低限、前項の期間は従前の職務に服さなければならない。
3　年次有給休暇の取得を希望する者は、前項を考慮し、余裕のある退職日の希望設定をしなければならない。

第56条（解雇）　医院は、従業員が次の各号のいずれかに該当する場合には、解雇することがある。
(1)　従業員が身体または精神の障害により、業務に耐えられないと認められる場合
(2)　従業員の勤務成績不良により、就業に適さないと認められる場合
(3)　組織不適応または勤務意欲の欠如などにより、医院の業務の円滑な遂行に支障を来すと認められる場合
(4)　事業の縮小その他医院の都合によりやむを得ない事由がある場合
(5)　天災事変その他やむを得ない事由により、医院の業務継続が不可能となった場合
(6)　試用期間中の者で、医院が不適当と認めた場合
(7)　その他、前各号に準ずる場合で医院が必要と認めた場合

第57条（解雇の予告）　前条により解雇する場合は、次に掲げる者を除き30日以上前に本人に予告し、または平均賃金の30日分に相当する予告手当を支給して行う。ただし、所轄労働基準監督署長の認定を受けたときは、予告期間をおかず、かつ予告手当も支給しない。予告の日数は、平均賃金を支払った日数だけ短縮することがある。
(1)　2ヵ月以内の期間を定めて雇用した者（所定の期間を超えて使用した者を除く）
(2)　試用期間中の者（採用後14日を超えた者を除く）

第58条（解雇の制限）　従業員が業務上の傷病により療養のため休業する期間及びその後30日間、ならびに産前産後の女性従業員が休業する期間及びその後30日間は解雇しない。ただし、業務上の傷病により療養のため休業している場合において、療養開始後3年を経過しても傷病が治らないで打切補償を支払った場合（法律上打切補償を支払ったとみなされる場合を含む）はこの限りでない。

第59条（清算）　従業員は、退職しようとするとき

（懲戒解雇または解雇されたときを含む。以下同じ）は、請求を受けた後速やかに医院から支給された物品を返還し、その他医院に対する債務を精算しなければならない。

2　医院は、従業員が退職したときは、権利者の請求があってから7日以内にその者の権利に属する金品を返還する。ただし、退職金については「退職金規程」の定めるところによる。

第60条（退職後の責任）　従業員は、退職後も在職中に知り得た医院の機密及び個人情報を他に漏らしてはならない。

第9章　雑　則

第61条（研修）　医院は、従業員として必要な知識及び技能を習得させ、また練磨するために研修等を行うものとする。

2　従業員は、前項に定める研修の受講等を命じられたときは積極的に参加しなければならない。

第62条（災害補償等）　従業員が業務災害または通勤災害を被ったときは、労働基準法、労働者災害補償保険法等の定めるところにより、その療養等に必要な給付等を受けることができる。

2　従業員が業務外の傷病にかかったときは、健康保険法の定めるところにより給付を受けるものとする。

第63条（慶弔見舞金）　従業員の慶弔、罹病、罹災の際は、それぞれ医院の定める基準にもとづき祝金、見舞金、または香料を支給する。

第64条（火災予防）　従業員は、消防具、救急品の備付場所ならびにその使用方法を知得しておかなければならない。

2　従業員は、火災その他非常災害の発生を発見し、またはその危険があることを知ったときは、臨機の処置をとるとともに直ちにその旨を担当者その他居合わせた者に連絡し、その被害を最小限に止めるよう努めなければならない。

第65条（損害賠償）　医院は、従業員が故意または重大な過失により医院に損害を与えた場合は、第46条に定める制裁処分の有無にかかわらず、損害の全部または一部を賠償させることができる。

2　前項の賠償責任は、従業員が退職した後といえども免れない。

第66条（施行期日）　この規則は、平成○○年○○月○○日から施行するものとする。

〔著者のプロフィール〕
稲好　智子（いなよし　ともこ）
株式会社フォーブレーン代表取締役。社会保険労務士。
企業や国立大学、独立行政法人、歯科医院等において、就業規則等の諸規程の整備、人事制度の構築、サービス残業やセクハラ対策など労務問題に関するコンサルティングなどを幅広く手がけながら、組織の人事全般におけるリスクマネジメントの実現に向けた支援に励んでいる。労働法令や管理者向けの労務管理に関する講演、評価者研修などの企画や講師も行うなど、日本各地を飛び回りながら活動中。

㈱フォーブレーン
TEL：03-5304-5621　FAX：03-5304-5623
e-mail：inayoshi@fourbrain.co.jp
URL：http://www.fourbrain.co.jp

〔歯科医院経営実践マニュアル〕
Q＆A 職場のトラブル こんな時どうする

2007年1月10日　第1版第1刷発行
2007年9月10日　第1版第2刷発行

著　　者　稲好《いなよし》　智子《ともこ》

発 行 人　佐々木一高

発 行 所　クインテッセンス出版株式会社
東京都文京区本郷3丁目2番6号　〒113-0033
クイントハウスビル　電話（03）5842-2270（代表）
（03）5842-2272（営業部）
（03）5842-2280（編集部）
web page address　http://www.quint-j.co.jp/

印刷・製本　シナノ印刷株式会社

ISBN978-4-87417-942-0　C3047

定価はカバーに表示してあります